Opara Ejimofor

Perceção dos medicamentos à base de plantas na Nigéria: Uma análise crítica

Opara Ejimofor

Perceção dos medicamentos à base de plantas na Nigéria: Uma análise crítica

ScienciaScripts

Imprint

Any brand names and product names mentioned in this book are subject to trademark, brand or patent protection and are trademarks or registered trademarks of their respective holders. The use of brand names, product names, common names, trade names, product descriptions etc. even without a particular marking in this work is in no way to be construed to mean that such names may be regarded as unrestricted in respect of trademark and brand protection legislation and could thus be used by anyone.

Cover image: www.ingimage.com

This book is a translation from the original published under ISBN 978-3-659-76858-3.

Publisher:
Sciencia Scripts
is a trademark of
Dodo Books Indian Ocean Ltd. and OmniScriptum S.R.L publishing group

120 High Road, East Finchley, London, N2 9ED, United Kingdom
Str. Armeneasca 28/1, office 1, Chisinau MD-2012, Republic of Moldova, Europe
Printed at: see last page
ISBN: 978-620-8-05831-9

DEDICAÇÃO

Ao Sr. K. K. Osayi (Sir K), pela sua orientação genuína, compreensão adequada e identificação sincera com as minhas circunstâncias peculiares

AGRADECIMENTOS

A minha profunda gratidão vai para Deus Todo-Poderoso pela sua misericórdia, força, sabedoria e graça para concluir este trabalho. À Adaora, a minha adorável esposa, e à Chimamanda, a minha filha, digo um grande obrigado por serem uma fonte de inspiração para mim.

Estou grato à minha orientadora, a Dra. B. A. Mathias, que, apesar da sua agenda preenchida, deu a este trabalho o apoio necessário. Reconheço com profunda gratidão o Dr. P. C. Ezeah que leu meticulosamente o primeiro projeto desta tese e todos os professores do Departamento pelos papéis que desempenharam e que garantiram a conclusão bem sucedida deste trabalho. Quero agradecer particularmente ao meu amável mentor, o Sr. K.K. Osayi, (Sir K) por me ter incentivado apesar dos desafios assustadores deste programa. Também digno de registo é o guia paternal do Dr. A. O. Obiajulu, Prof. N. Nnonyelu, Dr. I. U. Nwankwo e Sr. Gabriel Ogwuamanam, que permanece sempre vivo no meu coração.

Agradeço aos meus excelentes pais, Chief e Lolo G. N. Opara, que sempre se ajoelharam para que eu pudesse andar de cabeça erguida. Os meus irmãos têm sido fenomenais. O Uzodinma (Dedem) tem estado presente, marcando o ritmo certo, o Amanze (Bombom) por acreditar inabalavelmente no meu potencial, a Chioma (Ichoo) com o seu extraordinário carácter, o Oluchi (Dadam), a Chinwe, o Ulo e o Ezewunwa pela sua calorosa demonstração de solidariedade. Todos eles continuaram a ser fontes indispensáveis de força em diferentes tonalidades. Continuo em dívida para com os meus sogros (os Afudoh) pelo seu apoio amável em momentos muito importantes.

Aos meus queridos e vivazes amigos: Nwachukwu Ozioma (Maco), Chikwendu Stephen, Izuchukwu Ositadinma, Emerho Godstime, Nwajiobi Jideofor e tantos outros demasiado numerosos para mencionar, não poderia ter pedido uma melhor equipa de pessoas.

Opara, Ejimofor Raphael

ÍNDICE DE CONTEÚDOS:

RESUMO

Este trabalho de investigação examinou a perceção pública dos medicamentos à base de plantas em Aboh Mbaise e Owerri Municipal LGAs do estado de Imo, Nigéria. A dimensão da amostra foi determinada estatisticamente utilizando o método de amostragem estratificada proporcional de Fisher, tendo sido utilizada a técnica de amostragem probabilística em vários estádios para selecionar 600 amostras que constituíram os participantes no estudo. Os questionários re, In-Depth Interview (IDI) e Focus Group Discussion (FGD) foram os principais instrumentos de recolha de dados. Os dados recolhidos foram analisados utilizando o Statistical Package for Social Sciences (SPSS), enquanto a análise de conteúdo foi utilizada para analisar os dados qualitativos. Este estudo revelou que a fitoterapia é vista como uma forma natural de medicina com poucos ou nenhuns efeitos secundários nocivos entre a população de Aboh Mbaise e Owerri Municipal LGAs, Estado de Imo, Nigéria. Isto gerou um elevado nível de patrocínio de preparações à base de plantas no Estado; factores como os meios de comunicação social, as crenças culturais, a idade, as habilitações literárias, as referências de familiares e amigos e o custo foram considerados responsáveis pelo modo de perceção da medicina à base de plantas prevalecente no Estado de Imo. A partir das conclusões do estudo, é evidente que os medicamentos à base de plantas desempenham um papel importante na vida dos membros da comunidade e merecem ser melhorados e devidamente regulamentados para satisfazer as necessidades de cuidados de saúde da população. Por conseguinte, o estudo recomenda, entre outras coisas, que o governo e os organismos empresariais aumentem o financiamento da investigação sobre medicamentos à base de plantas, uma vez que a Nigéria é dotada de uma flora e fauna ricas que podem ser exploradas e exploradas para benefício da saúde das pessoas.

CAPÍTULO 1

Introdução

1.1   Antecedentes do estudo

A medicina à base de plantas continua a ser a base de cerca de 75-80% da população mundial, principalmente nos países em desenvolvimento, para os cuidados de saúde primários (Kamboj, 2000). Isto deve-se, em primeiro lugar, à perceção que existe em alguns sectores (sobretudo nas zonas rurais) de que os medicamentos à base de plantas não têm efeitos secundários, além de serem baratos e estarem disponíveis localmente (Gupta & Raina, 2008). De acordo com Evans (2004), a Organização Mundial de Saúde (OMS) reconhece que a utilização de medicamentos à base de plantas em todo o mundo excede duas a três vezes a utilização de medicamentos convencionais. A utilização de plantas para fins curativos é anterior à história conhecida e constitui a origem de grande parte da medicina moderna. Muitos medicamentos convencionais têm origem em fontes vegetais; há um século atrás, a maioria dos poucos medicamentos eficazes eram à base de plantas. Exemplos incluem a "aspirina" (da casca do salgueiro), a "digoxina" (da dedaleira), o "quinino" (da casca da cinchona) e a "morfina" (da papoila do ópio). (Vickers & Zollman, 2009).

Todas as sociedades humanas desejam uma boa saúde para os seus membros, sendo, por conseguinte, um estado ideal baseado na constatação de que só o saudável pode cumprir a sua obrigação para com a sobrevivência e o desenvolvimento da sociedade (Adefolaju, 2011), mas todos os seres humanos têm tendência para adoecer, o que levou ao desenvolvimento de diferentes remédios ou opções de tratamento em todas as sociedades. O doente sofre a dor, o desconforto e a agonia da sua doença. Torna-se um fardo para os seus familiares, amigos e comunidade, que terão de desviar e concentrar nele a sua energia e recursos (Erinosho, 1998). Consequentemente, a doença torna-se um problema sociológico; a sociedade assegura, por isso, que os seus membros são saudáveis, encorajando-os a recorrer a profissionais de saúde (ortodoxos ou à base de plantas). A perceção da eficácia e o subsequente patrocínio de uma dada opção de tratamento dependem em grande medida de uma variedade de factores que são determinados socioestruturalmente. De acordo com Okoli, Aigbe e Obodo (2007), a OMS considera a saúde como um estado de completo bem-estar físico, mental e social, e não apenas a ausência de doença ou enfermidade. Representa esse sentimento complexo e esquivo por parte das pessoas e dos grupos que se reflecte num corpo e numa mente sãos. Além disso, os cuidados de saúde englobam todos os bens e serviços disponíveis para a promoção da saúde, incluindo interações preventivas, curativas e paliativas. O método do sistema de cuidados de saúde desenvolvido pelos povos indígenas, segundo Adefolaju (2011), surgiu da interação com o seu ambiente e sistema de crenças peculiares. Assim, a sua perceção de uma determinada opção de saúde torna-se um produto do seu sistema de crenças e de outros factores socioeconómicos.

4

A utilização de plantas e de produtos derivados de plantas, bem como de outras terapias complementares e alternativas no alívio de doenças, constitui um reservatório de conhecimentos indígenas geralmente designado por etnomedicina (Ogunkunle & Ashiru, 2011). Há muito tempo, na África pré-moderna, o herbalismo era um modo de vida e não um comércio, como veio a acontecer mais tarde. Se uma pessoa adoecesse, a outra pessoa, que sabia exatamente o que usar, ia ao mato próximo e trazia ervas que aliviavam o doente (Ogunkunle & Ashiru, 2011). Kafaru (1994), citado em Ogunkunle e Ashiru, (2011) afirmou que na Europa, na Ásia e na América, a medicina herbal era praticada como uma arte de cura mágica ou religiosa sob sistemas separados e, por volta de 1850, os imigrantes chineses tinham acrescentado a sua própria tradição herbal ao herbalismo europeu e nativo americano para produzir uma mistura. Observou ainda que o início do século XX e a chegada concomitante de hormonas, quimioterapia, vitaminas, antibióticos e produtos biotecnológicos marcaram, muito mais tarde, um declínio acentuado da utilização da fitoterapia. No entanto, o final desse século deu início a um renascimento da utilização de ervas; na Europa, na Ásia e na América, o enfoque na fitoterapia deixou de ser de inclinação religiosa e espiritual. Atualmente, existe um grande interesse na utilização das ciências básicas e dos seus conhecimentos indígenas para desenvolver até 80% dos medicamentos farmacêuticos (Jegede, 2002). A OMS estimou recentemente que cerca de 80% da população mundial utiliza medicamentos à base de plantas para alguns aspectos dos cuidados de saúde primários (OMS, 2006). A tendência definitiva para adotar produtos à base de plantas deve-se à crescente sensibilização para os efeitos cumulativos negativos resultantes da utilização de medicamentos sintéticos e antibióticos (Ogunkunle & Ashiru, 2011).

A medicina à base de plantas representa essencialmente uma forma natural de cuidados de saúde que tem sido utilizada ao longo de gerações. Os nigerianos têm uma profunda crença e confiança nos serviços dos praticantes de fitoterapia para as suas necessidades de cuidados de saúde. Estima-se que 75% da população ainda prefere resolver os seus problemas de saúde consultando ervanários (Adesina, 2008). Foi reconhecida a importância dos medicamentos à base de plantas no século XXI, especificamente nas áreas de prevenção e gestão de doenças como a malária, a tuberculose, o VIH/SIDA, entre outras. Por isso, em 2002, a OMS lançou a sua primeira estratégia abrangente de medicina tradicional, que tinha como objetivo: desenvolver políticas nacionais sobre a avaliação e a regulamentação dos medicamentos à base de plantas, criar uma base de provas mais sólida e a qualidade dos produtos e práticas da medicina tradicional, garantir a disponibilidade e a acessibilidade dos medicamentos tradicionais, incluindo os medicamentos essenciais à base de plantas, promover a utilização terapeuticamente correta dos medicamentos à base de plantas por parte dos fornecedores e dos consumidores e documentar os medicamentos à base de plantas e os remédios para melhorar as doenças físicas e garantir o conforto psicológico (Adesina, 2008). Owumi

(1993) citado em Adefolaju, (2011) postula que os praticantes de fitoterapia na Nigéria adquirem conhecimentos sobre ervas através de herança ou aprendizagem, como um apelo de um para o outro. No passado, muitos deles praticavam a arte como um passatempo ou como uma forma de serviço comunitário com pouca ou nenhuma recompensa financeira; tornando assim a prática pura e eficaz. O sistema de conhecimento médico do Trado está bem estruturado e organizado e sobreviveu ao longo de gerações para manter a harmonia entre o corpo, a mente e a alma nos seus contextos socioculturais e religiosos. Os vários grupos étnicos da Nigéria têm diferentes profissionais de saúde tradicionais para além dos seus homólogos ocidentais. Os Yoruba chamam-lhes "Babalawo", os Igbo chamam-lhes "Dibia" e os Hausa referem-se a eles como "Boka". No entanto, surgiram diferentes especialistas nas suas fileiras, incluindo ervanários, desossadores, psiquiatras, assistentes de parto, entre muitos outros. Normalmente, baseiam-se em vegetais, raízes, substâncias minerais, partes de animais e alguns outros métodos (Owumi & Jerome, 2008). A fitoterapia teve um impacto significativo na vida das pessoas, especialmente nas zonas rurais, onde o acesso aos medicamentos ortodoxos é considerado mínimo. Para além da perceção da falta de acesso, o custo aparentemente elevado dos medicamentos ortodoxos ocidentais torna os medicamentos à base de plantas atractivos mesmo para os habitantes das zonas urbanas (Adefolaju, 2011). Como já foi referido, a influência do espaço (ambiente) e do sistema de crenças das pessoas (factores socioculturais) pode ser muito importante para compreender a forma como uma determinada opção de tratamento é percepcionada e, provavelmente, aceite numa determinada sociedade. Assim, este estudo examinará a perceção pública dos medicamentos à base de plantas nas áreas governamentais locais de Aboh Mbaise e Owerri do estado de Imo.

1.2   Declaração do problema

A utilização de preparações medicinais à base de plantas na Nigéria, de acordo com Adebisi (2008), tem continuado a ser alvo de fortes críticas devido à regulamentação e rotulagem inadequadas dos produtos, à falta de controlo de qualidade e de estudos de segurança e à sua potencial interação desconhecida com os alimentos. A segurança e a eficácia destes medicamentos à base de plantas são, por conseguinte, postas em dúvida, acreditando-se que as ervas são produtos mais ou menos impuros cujos princípios activos devem ser detectados, analisados e testados (UK-Skeptics, 2004). O ponto de vista oposto considera uma planta como uma composição complexa de ingredientes activos e substâncias acompanhantes, cuja totalidade é mais do que as partes individuais (Adebisi, 2008). Mais ainda, estas ervas são utilizadas há séculos e muitas pessoas não se queixaram de contra-indicações ou duvidaram da sua potência (Kafaru, 1994, citado em Ogunkunle & Ashiru, 2011). É necessário e importante conhecer a experiência e a opinião dos utilizadores de preparações à base de plantas que, por acaso, se encontram a meio caminho entre estes dois extremos.

A componente mais antiga do sector da saúde nigeriano é constituída por curandeiros tradicionais e parteiras, que são os prestadores de *facto* de cuidados de saúde primários. Os curandeiros prestam cuidados de saúde personalizados e centrados no cliente, que são culturalmente apropriados, holísticos e adaptados às necessidades e expectativas dos pacientes (Iwu 1994, citado em Abubakar, Musa, Ahmed, & Hussaini, 2007). O estudo das plantas medicinais visa verificar as alegações etno-médicas dos herboristas com o objetivo final de isolar compostos activos e normalizar os extractos brutos utilizados em medicamentos à base de plantas (Sofowora, 1993). Existe uma grande diversidade nas plantas utilizadas em medicamentos à base de plantas; a diversidade varia consoante as culturas e tradições locais, o que resulta numa grande dificuldade na normalização dos medicamentos à base de plantas (Adeola, 1992; Abubakar et al, 2007; Adefolaju, 2011). Adefolaju (2011) atribui este facto à proliferação de praticantes de fitoterapia na Nigéria. Muitos deles não estão licenciados e não possuem conhecimentos sofisticados sobre os componentes toxicológicos das ervas que utilizam ou administram aos seus pacientes.

Todas as épocas da civilização sempre tiveram tradições de utilização de ervas para proporcionar e promover a cura. As plantas continuam a ser a base para o desenvolvimento de medicamentos modernos e plantas medicinais que têm sido utilizadas durante anos na vida quotidiana para tratar doenças em todo o mundo (Okoli et al, 2007). De acordo com Ayiteh-Smith citado em Okoli et al (2007), os medicamentos à base de plantas evoluíram a partir de recursos ambientais, que as pessoas de uma comunidade adoptaram em desespero para sobreviver às doenças. No continente africano, as práticas de fitoterapia datam de há 4000 anos (Okoli et al, 2007); faziam parte do sistema médico de cuidados de saúde antes do advento da medicina ortodoxa ou moderna.

Mesmo na atual era tecnológica, a fitoterapia continua a ser o meio predominante no terceiro mundo para a preservação da saúde da maioria rural, que constitui mais de 70% da população total. A flora da Nigéria deu e continuará a dar grandes contributos para os cuidados de saúde dos nigerianos.

De facto, as plantas medicinais indígenas constituem uma componente importante da riqueza natural e da cultura da Nigéria. Tudo isto foi deixado de lado numa tentativa de obter ganhos para as massas através da produção em grande escala de medicamentos ortodoxos sintéticos avançados pelas sociedades ocidentais, especialmente após um contacto negativamente distorcido com elas durante a era colonial, relegando assim para segundo plano a eficácia das preparações à base de plantas (Gbile e Adesina, 1986 citados em Okoli et al, 2007).

Os medicamentos à base de plantas, apesar da sua popularidade, têm sido contestados por muitas razões; uma delas é o facto de a sua popularidade se basear em experiências anedóticas de doentes (Erinosho, 2006). Osborne (2007) observa que os profissionais inflacionam as alegações associadas à publicidade e aos seus produtos, para além de não disporem de dados científicos sobre a sua eficácia, o que dificulta a determinação de terapias e terapeutas legítimos e eficazes. Além disso, diz-se que a maior parte das alegações dos praticantes de fitoterapia não são fundamentadas e que o seu controlo pós-comercialização tem sido difícil. Diz-se também que os doentes comunicaram reacções adversas. Akinleye (2008) corroborou esta afirmação quando identificou alguns dos inconvenientes da medicina herbal: diagnóstico incorreto, dosagem imprecisa, baixos padrões de higiene, secretismo de alguns métodos de cura e ausência de registos escritos sobre os pacientes.

No entanto, a prática da fitoterapia na Nigéria enfrenta maiores desafios nas mãos de funcionários governamentais que a olham com desdém e desrespeito (Adefolaju, 2011). Esta é uma herança dos colonialistas que precisavam de desenraizar esta prática médica tradicional para que o seu próprio sistema médico prosperasse e, por isso, retrataram-na como nada mais do que especulação e actos fetichistas. O seu sucessor, a elite nigeriana, apesar dos seus antecedentes culturais, não era melhor, pois a propaganda ocidental tinha sido infundida para difamar o sistema de saúde histórico e autóctone.

Isto manifesta-se na relutância do governo nigeriano em atribuir à fitoterapia a sua posição primordial no sistema de prestação de cuidados de saúde, como é o caso da China e da Índia (Adefolaju, 2011). De facto, a fitoterapia é praticada atualmente na Nigéria sem legislação nacional que regule e normalize a sua prática, como acontece em muitas partes do mundo (OMS, 2011).

Talvez, os maiores problemas na Nigéria com os medicamentos à base de plantas sejam a falta de padronização e de regulamentos de segurança (Ekeanyanwu, 2011). A normalização de um medicamento à base de plantas que pode conter centenas de constituintes químicos com pouca ou nenhuma evidência que indique qual pode ser responsável pelo efeito terapêutico presumido ou comprovado é particularmente uma questão teórica (OMS, 2001).

Ekeanyanwu (2011) argumentou que os medicamentos à base de plantas, por mais naturais que sejam, podem causar doenças graves, desde alergias a disfunções hepáticas ou renais, cancro e até mesmo a morte. A OMS (2001) observou anteriormente que, em termos de carcinogenicidade, por exemplo, o potencial toxicológico dos produtos químicos naturais das plantas é aproximadamente o mesmo que o dos medicamentos ou produtos químicos sintéticos. Tyler (1999 citado em Ekeanyanwu, 2011) opinou que o preconceito dos actuais profissionais de saúde que não aprenderam sobre fitomedicamentos durante os seus programas académicos e, consequentemente, acreditam que todos eles são ineficazes, constitui uma barreira ao avanço dos medicamentos à base de plantas na Nigéria. Por conseguinte, este estudo tem como objetivo avaliar a perceção pública dos medicamentos à base de plantas em Aboh Mbaise e Owerri, municípios do estado de Imo.

1.3   Questões de investigação

Tendo em conta as questões envolvidas no estudo, tal como sublinhadas no enunciado do problema, foram formuladas as seguintes questões de investigação para orientar este estudo;

1) Em que medida estão disponíveis medicamentos à base de plantas nas zonas administrativas municipais de Aboh Mbaise e Owerri do Estado de Imo?
2) Em que medida é que os medicamentos à base de plantas são acessíveis nas zonas administrativas municipais de Aboh Mbaise e Owerri do Estado de Imo?
3) Qual é a perceção da medicina herbal em Aboh Mbaise e Owerri municipal LGAs do Estado de Imo?
4) Que factores afectam ou explicam o modo de perceção dos medicamentos à base de plantas em Aboh Mbaise e Owerri municipal LGAs do Estado de Imo?
5) Quais são os riscos percebidos associados à medicina herbal em Aboh Mbaise e Owerri municipal LGAs do Estado de Imo?
6) Quais são os benefícios percebidos associados à medicina herbal em Aboh Mbaise e Owerri LGAs do Estado de Imo?
7) Como se pode melhorar a perceção pública dos medicamentos à base de plantas em Aboh Mbaise e Owerri, municípios do estado de Imo?

1.4   Objectivos do estudo

O objetivo geral deste estudo é examinar a perceção pública dos medicamentos à base de plantas em Aboh Mbaise e Owerri Municipal LGAs do Estado de Imo. No entanto, os seguintes objectivos específicos constituirão o foco do presente estudo;

1.   Examinar o grau de disponibilidade de medicamentos à base de plantas em Aboh Mbaise e Owerri LGAs do Estado de Imo.
2.   Investigar o grau de acessibilidade dos medicamentos à base de plantas em Aboh Mbaise e Owerri LGAs do Estado de Imo.
3.   Verificar a perceção dos medicamentos à base de plantas em Aboh Mbaise e no município de Owerri do Estado de Imo.
4.   Investigar os factores que afectam ou são responsáveis pelo modo de perceção dos medicamentos à base de plantas em Aboh Mbaise e Owerri municipal LGAs do Estado de Imo.
5.   Identificar os riscos percebidos concomitantemente com a utilização de medicamentos à base de plantas em Aboh Mbaise e Owerri municipal LGAs do Estado de Imo.
6.   Verificar a perceção dos benefícios associados aos medicamentos à base de plantas em Aboh Mbaise e Owerri, municípios do estado de Imo.

7.   Verificar de que forma a perceção pública dos medicamentos à base de plantas pode ser melhorada em Aboh Mbaise e Owerri, municípios do estado de Imo.

1.5   Importância do estudo

Este estudo tem um significado teórico e prático. Em termos teóricos, contribuirá significativamente para o conjunto de conhecimentos sobre a perceção pública da fitoterapia, com especial referência às zonas administrativas municipais de Aboh Mbaise e Owerri e ao estado de Imo em geral. Isto decorre do facto de a Medicina Complementar e Alternativa (CAM) estar a ganhar rapidamente aceitação nos sistemas de cuidados de saúde das sociedades em desenvolvimento e desenvolvidas do mundo; tal como a OMS (2001) observa que cada vez mais pessoas com o sistema de medicina ortodoxa mais avançado e sofisticado estão a avançar na utilização de fitoterapia para satisfazer as suas necessidades de cuidados de saúde. Este estudo servirá também como uma verdadeira fonte de referência para estudantes e investigadores que estejam interessados em prosseguir os seus estudos no domínio dos medicamentos à base de plantas. Este estudo irá trazer à tona mitos e visões do mundo que servem de paradigma para a explicação da perceção pública dos medicamentos à base de plantas nos municípios de Aboh Mbaise e Owerri. Utilizando um quadro teórico sociológico adequado, esta investigação irá descobrir a perceção subjacente do público sobre os medicamentos à base de plantas em Aboh Mbaise e no município de Owerri.

Na prática, este estudo fornecerá dados de base sobre a perceção pública dos medicamentos à base de plantas; a sua utilização, riscos, benefícios e nível de sensibilização. Fornecerá também estratégias eficazes e eficientes para a criação de interfaces entre a CAM e a medicina ortodoxa, com vista ao desenvolvimento de um sistema de cuidados de saúde sofisticado que seja aceitável, acessível e disponível para as pessoas. Isto ajudará a mitigar os desafios enfrentados por centenas de populações rurais no acesso aos serviços dos centros ortodoxos de cuidados de saúde primários, que podem ser demasiado distantes ou muito caros. A insuficiência e a falta de fiabilidade das estatísticas são os principais impedimentos estruturais a qualquer esforço de desenvolvimento ou implementação de políticas. O Governo precisa de colaborar com o meio académico e com os praticantes de medicina à base de plantas para promover o desenvolvimento da investigação e a inovação na medicina tradicional chinesa (OMS, 2001). Os dados gerados por este estudo irão, por conseguinte, provocar intervenções políticas adequadas por parte do Governo e das agências relevantes. Enquanto investigação comparativa, este estudo mostrará claramente as diferenças e semelhanças básicas na forma como os habitantes das zonas rurais e urbanas do estado de Imo percepcionam os medicamentos à base de plantas, com vista a gerar provas empíricas para qualquer afirmação apresentada na literatura sobre a forma como o contexto espacial de um ator social pode moldar a sua perceção em relação a um determinado fenómeno.

1.6   Definição de termos

No âmbito do presente estudo, foram definidos os seguintes conceitos

Medicina alternativa - Refere-se a uma forma de medicina que pode ser utilizada em vez de outra medicina, devido diretamente ao facto de terem a mesma eficácia ou eficácia igual no tratamento de uma determinada doença

Carcinogenicidade - Refere-se aos efeitos secundários negativos dos medicamentos que podem causar cancro em qualquer parte do corpo.

Medicina complementar - Refere-se a uma forma de medicina utilizada para auxiliar a eficácia ou a toxicidade de outra forma de medicina.

Etnomedicina - É utilizada para captar a forma indígena de medicina praticada por pessoas de uma determinada sociedade.

Saúde - Refere-se a um estado de bem-estar físico e mental

Benefícios para a saúde - Refere-se a todas as formas de crenças e práticas que afectam positivamente a saúde dos indivíduos na sociedade

Riscos para a saúde - Refere-se a todas as formas de crenças e práticas que afectam negativamente a saúde dos indivíduos na sociedade

Medicamentos à base de plantas - Definem-se como todas as formas de medicamentos preventivos e curativos e procedimentos derivados de raízes, folhas, cascas de árvores e frutos utilizados para restaurar a saúde de uma pessoa doente.

Herbalismo - Refere-se à utilização de ervas no tratamento e prevenção de doenças

Herbalistas - São pessoas que utilizam ervas aromáticas no tratamento de doenças.

Medicina integrada - Refere-se a um sistema abrangente de medicina em que todas as formas conhecidas de tratamento são desenvolvidas e utilizadas

Medicina Ortodoxa - Representa todas as formas de medicamentos e procedimentos modernos preventivos e curativos empregues para restaurar a saúde da pessoa doente A medicina ortodoxa é usada indistintamente com a medicina moderna nesta obra.

Perceção - Refere-se a todos os pensamentos e reacções dos participantes no estudo ou da população sobre os medicamentos à base de plantas.

Fitomedicamentos - São medicamentos derivados de componentes puramente à base de plantas

Terapêutica - Refere-se à capacidade de cura dos medicamentos à base de plantas e ortodoxos.

Medicinas Tradicionais - Esta expressão é utilizada para definir todas as formas de medicinas alternativas utilizadas pelos membros de uma sociedade para ajudar a satisfazer as suas necessidades de cuidados de saúde. Os exemplos incluem: herbalismo, exorcismo, fixação de ossos, etc.

CAPÍTULO 2

Revisão da literatura

Este capítulo trata das questões conceptuais, da revisão da literatura empírica, da revisão das teorias, do enquadramento teórico e das hipóteses de estudo.

2.1 Questões conceptuais

2.1.1 O conceito de fitoterapia.

A Organização Mundial de Saúde (OMS) definiu os medicamentos à base de plantas como produtos medicinais rotulados acabados que contêm ingredientes activos, partes aéreas ou subterrâneas de plantas ou outros materiais vegetais ou combinações dos mesmos; quer no estado bruto quer como preparações vegetais (OMS, 2007). Emeronye (2007) opinou que os medicamentos à base de plantas são substâncias derivadas de plantas que ocorrem naturalmente, com um processamento industrial mínimo ou nulo, que têm sido utilizadas para tratar doenças no âmbito de práticas de cura locais ou regionais. A medicina herbácea ou herbalismo também pode ser referida como o estudo e a utilização das propriedades medicinais das plantas; também pode ser chamada de fitomedicina, medicina vegetal, medicina verde, porções de medicina tradicional, remédios tradicionais, drogas vegetais e produtos de saúde da floresta, entre outros (Elujoba, Odeleye & Ogunyemi 2005).

Os medicamentos que contêm material vegetal combinado com substâncias activas quimicamente definidas, incluindo constituintes de plantas quimicamente isolados, não são considerados medicamentos à base de plantas. Excecionalmente, em alguns países, os medicamentos à base de plantas também podem conter, por tradição, ingredientes activos naturais orgânicos ou inorgânicos que não são de origem vegetal (OMS, 2003). A medicina à base de plantas no contexto africano é geralmente utilizada para remediar processos fisiológicos perturbados, a fim de restaurar a homeostase, em vez de enfrentar a doença de frente (Moody, 2007). Os medicamentos à base de plantas são, de longe, menos concentrados, menos tóxicos e são utilizados em doses muito mais baixas do que os medicamentos ortodoxos que, nas suas formulações concentradas de medicamentos, são concebidos para visar e inverter patologias específicas no menor tempo possível (Ohuabunwa, 1998; Moody, 2007).

Os profissionais que utilizam a fitoterapia na prestação de cuidados de saúde primários são conhecidos principalmente como "herbalistas", terapeutas africanos, curandeiros tradicionais - como parteiras tradicionais (TBAs), cirurgiões tradicionais, fixadores de ossos, psiquiatras tradicionais, etc. (Ibe, 2007). De acordo com Umeobi (2003), existem dois métodos básicos utilizados pelos seus praticantes na preparação de medicamentos, que são - *infusão;* extração de constituintes medicinais activos das plantas através de água quente a ferver e *decocção;* fervura da parte mais espessa e menos permeável da planta para facilitar a extração dos seus constituintes medicinais.

A história da fitoterapia ou a utilização de ervas para fins medicinais existe muito antes da história registada. Tem as suas raízes na pré-história, fazendo parte de uma tradição tão antiga como a agricultura ou a culinária. No período greco-romano, Hipócrates (pai da medicina), Teofrasto (pai da botânica), Galeno (criador dos galénicos farmacêuticos) e Dioscoroides eram todos herboristas (Moody, 2007). Os antigos papiros chineses e egípcios descrevem utilizações medicinais de plantas já em 3000 a.C. As culturas indígenas (como a africana e a nativa americana) utilizavam ervas nos seus rituais de cura, enquanto outros sistemas médicos tradicionais desenvolvidos, como a Ajurveda e a medicina tradicional chinesa, utilizam terapias à base de plantas. [th]No início do século XIX, quando as análises químicas se tornaram disponíveis, os cientistas começaram a extrair e a modificar os ingredientes activos das plantas. Mais tarde, os químicos começaram a fazer a sua própria versão dos compostos vegetais e, com o tempo, a utilização da fitoterapia diminuiu a favor dos medicamentos (Ajero e Mbagwu, 2005). Cerca de um quarto dos medicamentos prescritos pela farmácia comunitária nos Estados Unidos contém pelo menos um ingrediente ativo derivado de plantas (Frans-worth e Morris, 1976 citado em Frans-worth, 2006). Esta afirmação foi anteriormente comprovada por Cowley (2002) no seu relatório, segundo o qual um dos fármacos mais importantes obtidos a partir de plantas tropicais é o quinino, utilizado para curar a malária e obtido a partir da casca de várias espécies de cinchona, todas elas pequenas árvores de folha perene com uma casca dura e cinzenta, que crescem nas aldeias dos Andes da América do Sul. Na Alemanha, estão disponíveis cerca de 600-700 medicamentos à base de plantas, que são prescritos por cerca de 70% dos médicos alemães. Na China, as preparações tradicionais à base de plantas representam 43-50% do consumo total de medicamentos - enquanto no Gana, Mali, Nigéria e Zâmbia, a primeira linha de tratamento da malária é a utilização de medicamentos à base de plantas (OMS, 2003).

[th]A Nigéria, no seu conjunto, tem utilizado ervas ou algumas plantas para fins medicinais antes da invenção da medicina ortodoxa pelos colonialistas no início do século XIX. Na Nigéria, cerca de 205 espécies de plantas medicinais são endémicas na natureza nas zonas norte e sul do país (FEPA, 1992 citado em Osemene, Elujoba e Hori, 2011). Alaribe (2008) observou que cerca de 80% dos lares nigerianos têm algum tipo de profissional privado de fitoterapia familiar. Ajero e Mbagwu (2005) referiram que os herbalistas utilizam plantas medicinais em vez de comprimidos, usam medicamentos em pó em vez de injecções e aplicam incisões, ao contrário dos médicos ortodoxos. Os curandeiros tradicionais do estado de Imo, na Nigéria, preparam os seus medicamentos a partir de ervas locais encontradas na terra da sua localidade e administram-nos aos seus pacientes. Algumas das suas ervas incluem *Azadirachtalndica (dogoyaro), GogronemaLatifolia (Utazi), Psidiumguajara (folha de goiaba), Asmeliatriloba (folha de pata de vaca) OccirmumGratissimum (folha de*

cheiro), Coconucifera (Cocount) e.t.c (Alaribe, 2008).

No entanto, a fitoterapia continua a fazer parte da história dos povos, apesar do facto de os medicamentos ortodoxos que vieram com a civilização parecerem ter ocupado o lugar central no tratamento de doenças, especialmente na sociedade moderna.

2.1.2 Disponibilidade e acessibilidade dos medicamentos à base de plantas

A Organização Mundial de Saúde (OMS) estima que a maioria das pessoas que vivem em África utiliza medicamentos à base de plantas para a gestão ou prevenção de doenças. A elevada utilização de medicamentos à base de plantas pode dever-se à acessibilidade, acessibilidade económica, disponibilidade e aceitabilidade dos medicamentos tradicionais à base de plantas pela maioria da população rural, especialmente nos países em desenvolvimento (Okonkwo, 2002). Em muitas regiões do mundo onde os cuidados de saúde modernos não estão facilmente disponíveis, as pessoas continuam a confiar nos medicamentos tradicionais à base de plantas, que se baseiam nos recursos naturais disponíveis localmente e nos conhecimentos culturais (Nwachukwu, Umeh, Kalu, Okere e Nwoko, 2010).

De acordo com Kleiman (2002), a área de procura de saúde pode ser classificada em três (3): nível doméstico, sectores informal e profissional. A maioria dos profissionais de saúde nestas três áreas utiliza medicamentos à base de plantas como meio de tratamento para os seus pacientes. Grandes intervenções comunitárias, como as hortas caseiras de ervas na Índia, demonstraram que muitos problemas simples de cuidados de saúde primários, como a diarreia, a disenteria, as infecções por vermes, a hepatite, a anemia, as condições artríticas e certas condições ginecológicas, podem ser geridos a nível doméstico através de remédios caseiros simples à base de plantas e da identificação e intervenção precoces (Elujoba, 2005). Twumasi (2008) observou que a principal causa das más instalações de saúde no Gana, que afectam a aceitabilidade, é a limitação funcional. Sowa (2002) expôs que o mesmo fator foi responsável pelo declínio da assistência hospitalar nas zonas rurais dos estados de Ekiti, Oyo e Ogun de 1994 a 1996. A maior parte das pessoas utilizava e recorria à medicina herbácea devido ao seu relativo baixo custo, disponibilidade e acessibilidade. Umeobi (2003) opinou que distâncias e tempos de deslocação mais longos resultam numa menor utilização dos centros de saúde primários ortodoxos, tornando a fitoterapia um "remédio de primeira instância". O mercado mundial de medicamentos à base de plantas baseados na medicina tradicional está estimado em 60 mil milhões de dólares e está em constante crescimento (Cohen e Bodeker, 2008).

2.1.3 Perceção da medicina herbal.

A utilização de plantas com propriedades medicinais é especialmente significativa em terras tropicais devido às espécies vegetais que pertencem ao seu ecossistema. Little (2004) explicou que os africanos não vêem a fitoterapia como comprimidos ou soluções inanimadas, mas que a fitoterapia é vista em África como uma substância com a sua própria força vital. Além disso, a ideia de fitoterapia em África baseia-se na crença de que os recursos naturais têm princípios terapêuticos activos que curam e têm poderes ocultos ou sobrenaturais; poder para alterar princípios activos que podem ser manipulados por aqueles que sabem como produzir resultados maravilhosos (Dime, 2005). Por conseguinte, alguns vêem a utilização de ervas ou o papel que as ervas desempenham na sua comunidade como uma tradição ou cultura que é transmitida de geração em geração e que se tornou primordial em quase todos os agregados familiares (Osemene, Elujoba e Hori, 2011).

As pessoas utilizam a fitoterapia nos Cuidados de Saúde Primários (CSP) porque a consideram mais natural, mais barata, mais segura e mais conveniente do que a medicina ortodoxa; acredita-se que é mais eficaz (Pharmanews, 2010). As plantas utilizadas na medicina herbal têm os seus próprios mecanismos de segurança incorporados; são vistas como ideais para restaurar processos fisiológicos danificados, uma vez que consistem numa multiplicidade de componentes químicos que actuam sinergicamente para tornar disponíveis os constituintes activos; para amortecer os princípios activos potencialmente poderosos, evitando assim efeitos secundários nocivos (Moody 2007; Elujoba et al, 2005). No entanto, em contraste com isto, Emeronye (2007) vê a medicina herbácea na prestação de cuidados de saúde como ineficaz, anti-higiénica e insegura. Em vez disso, as pessoas preferem a utilização da medicina ortodoxa, que tem uma base científica, é mais fiável, mais segura e mais eficaz. Esta noção pode estar errada, porque os medicamentos que se pensava não serem seguros são frequentemente retirados do mercado por causarem efeitos secundários graves e mesmo mortes. O fiasco da "talidomida" nos anos 50 e 60 foi um exemplo trágico, quando centenas de mulheres que tomavam talidomida para os enjoos matinais deram à luz bebés deformados. Mais uma vez, os antibióticos, que criaram a falsa esperança de que a ciência médica moderna poderia erradicar as doenças causadas por bactérias, acabaram por matar bactérias que são benéficas para o corpo humano, reduzindo assim a resistência do organismo às doenças e às bactérias nocivas (Bradstreet, 1998 citado em Osemene, Elujoba e Hori, 2011). Recentemente, na Nigéria, a Agência Nacional para a Alimentação, a Administração e o Controlo dos Medicamentos (NAFDAC) proibiu a utilização de Novalgin (um analgésico potente e um agente antipirético) devido aos seus efeitos secundários graves que levaram à morte de crianças (Osemene et al, 2011).

No entanto, Adisa e Fakaye (2007) afirmaram que a eficácia da maioria dos medicamentos à base de plantas se deve à presença de medicamentos ortodoxos como adulterantes na mistura de ervas. Isto pode ser verdade porque alguns produtos acabados à base de plantas como "Forever Living", Golden Neo-Life Diamite (GNLD), Tianshie e.t.c. têm alguns químicos adicionados, quer como conservantes, quer como ingredientes utilizados no fabrico dos medicamentos. Dime (1995), citado em Nwachukwu et al (2010), opinou que os problemas de saúde não são atribuídos apenas a explicações patológicas, mas também às forças da feitiçaria. A maioria dos nigerianos acredita na reencarnação e um curandeiro não vê a sua preparação médica de forma isolada. A sua medicina insere-se no domínio da religião, talvez com alguns elementos de magia. Em muitos casos, quando vai apanhar folhas, cascas ou raízes de árvores para a sua preparação médica, realiza alguns rituais; parte nozes de cola e, por vezes, oferece sacrifícios (Erinosho, 2006). Pelo exposto, alguns adeptos da religião cristã vêem a fitoterapia como uma mistura fetichista.

2.1.4 Formas de melhorar a medicina à base de plantas

De acordo com Ibe (2004), o governo deveria regulamentar urgentemente as actividades dos médicos especialistas em ervas medicinais através da criação de um departamento diferente no Ministério da Saúde, que controlará e disciplinará qualquer um deles cuja prática ou atividade seja contrária à sua ética profissional. Os médicos precisam de receber formação adicional, especialmente em higiene simples, conceitos gerais de saúde, educação para a saúde, cuidados de saúde elementares, encaminhamento e manutenção de registos, de modo a poderem contribuir com a sua quota para a consecução do objetivo de saúde para todos até 2015 e mais além. Iwu (1982) citado em Ibe (2004) opinou que o governo deveria encorajar e financiar a investigação sobre as nossas ervas locais para encontrar a cura para doenças que desenvolveram resistência à medicina ortodoxa e isto também pode eliminar dúvidas e estabelecer confiança nas mentes das pessoas sobre a eficácia da medicina herbal e o papel que desempenha na sociedade.

A fim de melhorar e promover o papel de vários medicamentos, a OMS desenvolveu a sua estratégia para a fitoterapia e os seus principais objectivos são: Acesso - aumentar a disponibilidade, acessibilidade e acessibilidade de preços dos medicamentos, segurança, eficácia e qualidade da base de conhecimentos e fornecendo orientações sobre normas regulamentares e de qualidade aderentes à fitoterapia por parte dos produtores e consumidores (OMS, 2003). Cox (1993) citado em Moody (2007), afirma que a educação herbal deve ser introduzida no currículo dos estudantes de medicina no inventário, para que os estudantes aprendam os dois (medicina ortodoxa e herbal) para torná-la mais aceitável para a sociedade, também que as pessoas devem ser informadas sobre os remédios medicinais à base de plantas, ajudando-as a identificar as várias ervas e plantas que são usadas para o tratamento de doenças comuns.

2.2 Revisão da literatura empírica

Nesta secção, o investigador analisa vários estudos e trabalhos de investigação relacionados com o estudo. As observações e conclusões de diferentes académicos foram documentadas de acordo com as questões de investigação e os objectivos do estudo. A análise da literatura empírica foi, por conseguinte, organizada de acordo com os seguintes subtítulos.

2.2.1 Disponibilidade e acessibilidade dos medicamentos à base de plantas

A Organização Mundial de Saúde (OMS) informou que cerca de 80% das pessoas que vivem em África utilizam ervas para a gestão e prevenção de doenças. Quase metade da população de muitos países utiliza preparações à base de plantas; França 49%, Canadá 70% e existe uma utilização considerável em muitos países em desenvolvimento; Chile 71%, Colômbia 40% (Bodeker e Kornberg, 2007). Um inquérito realizado nos Estados-Membros da União Europeia (UE) em 2007 revelou que 1400 medicamentos à base de plantas foram utilizados pelos doentes na Comunidade Económica Europeia (OMS, 2008). Na América, entre os 35 Estados membros da OMS, que tem uma elevada percentagem de população indígena e 60% da biodiversidade mundial, há uma elevada utilização de medicamentos à base de plantas através de curandeiros populares, tais como herbalistas, massagistas, colonizadores de ossos e terapeutas espirituais, por parte desta população indígena na América Latina, e a utilização de medicamentos tradicionais também está a aumentar de forma constante sob a forma de terapia à base de plantas (Gupta, 2005).

Um inquérito realizado em 2009 nas unidades de cuidados de saúde primários em Trindade, pela CORDAID, revelou que 265 utilizadores participaram no estudo e identificaram mais de 120 ervas para a promoção da saúde (bem-estar e gestão de problemas de saúde específicos). O alho foi a erva mais popular (em 48,3% da amostra) e é utilizado para a constipação comum, a tosse, a febre, como depurativo do sangue e carminativo. Também foi utilizado em 20% dos doentes com hipertensão, 230 utilizadores (86,8%) indicaram que as ervas eram eficazes e consideraram que tinham uma eficácia igual ou superior à da medicina alopática convencional. O género, a etnia, o rendimento e os anos de educação formal não influenciaram a perceção dos doentes sobre a eficácia das ervas. No entanto, a idade influenciou, a utilização de medicamentos à base de plantas foi relativamente elevada (30%) e a maioria dos utilizadores não informou os seus médicos assistentes.

Ekeze (2013), num estudo sobre a perceção pública do papel dos medicamentos à base de plantas na prestação de cuidados de saúde em Awka South LGA do Estado de Anambra, na Nigéria, descobriu que 52,6% dos 180 participantes no estudo utilizam medicamentos à base de plantas. No entanto, 51,5% afirmaram que há um maior acesso a medicamentos à base de plantas, que se apresentam mais sob a forma de remédios caseiros. A OMS (2003) estima que a maioria das pessoas que vivem em África utiliza medicamentos à base de plantas para a gestão ou prevenção de doenças. Esta elevada utilização de medicamentos à base de plantas pode dever-se à acessibilidade, acessibilidade económica, disponibilidade e aceitabilidade dos medicamentos tradicionais à base de plantas pela maioria da população rural, especialmente nos países em desenvolvimento. Na Nigéria, a primeira linha de tratamento da malária pela maioria da população rural é a utilização de medicamentos à base de plantas (Okonkwo 2003).

No estudo realizado por Oshikoya, Sebanjo e Njokanma (2009) para determinar os conhecimentos das mães nigerianas sobre as cólicas - a sua gestão em casa, a extensão da automedicação para os bebés com cólicas e os tipos de medicamentos envolvidos. Descobriram que, dos 558 bebés que tiveram cólicas, 378 (67,7%) procuraram intervenção médica num hospital. Também 17 (3,1%) foram tratados por um profissional de medicina tradicional à base de plantas. Não houve diferenças significativas na proporção de mães com ensino superior, mães entre os 30-40 anos e mães mais jovens que utilizaram intervenções domiciliárias e hospitalares, respetivamente, no tratamento das cólicas dos seus bebés. No entanto, as mães que eram profissionais tendem a utilizar mais as intervenções domiciliárias do que as mães que eram comerciantes no tratamento das cólicas. Pelo contrário, as mães comerciantes procuram mais as intervenções hospitalares do que as mães profissionais; 353 (93,4%) foram tratadas por automedicação. Os níveis de educação e a idade das mães parecem não ter influência significativa na extensão da automedicação para bebés com cólicas. Os medicamentos à base de plantas foram os mais frequentemente utilizados (51,8%), dos quais 48 (26,2%) eram ororo-ogiri, 22 (12,0%) eram uma mistura de folhas de allionasaconicum (Cebola); allium Sativum (Alho) e folhas de allium asalonicum embebidas em água (7,1%). Os componentes dos restantes 68 medicamentos à base de plantas não puderam ser determinados pelas mães.

2.2.2 Perceção da medicina herbal

Um estudo realizado por Sumngern, Azeredo, Subgranon, Matos & Kijjoa (2011) sobre a perceção dos benefícios do consumo de medicamentos à base de plantas entre os idosos tailandeses, revelou que 97% deles percebiam os medicamentos à base de plantas como uma forma económica de curar doenças, aliviar sintomas e proporcionar uma boa saúde. Além disso, 16,7% dos idosos tinham a opinião mais forte em relação ao uso de fitoterápicos e também concordavam fortemente em usá-los como nutrientes (39,8%). O estudo encontrou uma correlação significativa entre os níveis de educação, os níveis de stress, os níveis de felicidade e a perceção dos benefícios do consumo de medicamentos à base de plantas. Por outras palavras, o estudo indicou que os níveis de educação, felicidade e stress podem influenciar a perceção do consumo de medicamentos à base de plantas. Na mesma linha, Ekeze (2013), no seu estudo sobre a perceção pública do papel dos medicamentos à base de plantas na prestação de cuidados de saúde em Awka South LGA do Estado de Anambra, na Nigéria, concluiu que 76% dos inquiridos afirmaram que os medicamentos à base de plantas servem para curar e prevenir doenças entre os membros da comunidade. O estudo revelou ainda que os idosos (71,3%) utilizavam mais a fitoterapia e visitavam os centros de fitoterapia com mais frequência do que as outras categorias etárias da comunidade.

Oreagba, Oshikoya e Amachree (2011) efectuaram um estudo sobre a utilização de medicamentos à base de plantas entre os residentes urbanos de Lagos, na Nigéria. O estudo revelou uma elevada prevalência (66,88%) de utilização de medicamentos à base de plantas entre uma população geral de adultos sem doenças crónicas. Os medicamentos à base de plantas foram utilizados para uma variedade de problemas de saúde, desde a malária até ao enriquecimento do sangue; a malária foi, no entanto, a indicação mais comum para a utilização de medicamentos à base de plantas neste estudo. Os inquiridos (41%) consideraram os medicamentos à base de plantas eficazes. Uma proporção elevada (79,2%) dos utilizadores de medicamentos à base de plantas acredita que os medicamentos à base de plantas não têm efeitos adversos. Os restantes (20,8%) sofreram um ou mais efeitos adversos após a utilização de medicamentos à base de plantas, incluindo erupções cutâneas (13%), vómitos (13%), tonturas (11,1%), fezes frequentes (6%) e dores abdominais (6%). O estudo revelou ainda que os utilizadores de medicamentos à base de plantas (52%) sofreram efeitos adversos inexplicáveis após a utilização de medicamentos à base de plantas. O estudo também não revelou qualquer diferença estatisticamente significativa entre o estado de utilização de medicamentos à base de plantas e os níveis de escolaridade dos inquiridos ($x^2 = 7,55$, p = 0,056).

Awodele et al (2012) estudaram as atitudes dos médicos relativamente à utilização de medicamentos à base de plantas em Lagos, na Nigéria. Utilizaram um questionário padronizado da OMS para obter a opinião de 300 médicos residentes em várias especialidades no Hospital Universitário de Lagos (LUTH). Os resultados mostraram que 60% dos inquiridos estavam dispostos a utilizar medicamentos à base de plantas, mas 40,7% disseram que desencorajariam os seus pacientes de os utilizarem. Os resultados mostraram ainda que 62,0% dos inquiridos consideravam que a fitoterapia tinha um papel positivo no tratamento dos doentes; devia ser reconhecida pelos governos (28%) e que o seu consumo é geralmente seguro para as patentes (60,3%). Embora 41,0% dos inquiridos considerassem que a fitoterapia era eficaz no tratamento de doenças crónicas, nenhum deles pensava que a fitoterapia, por si só, pudesse tratar completamente um doente. Nenhum dos inquiridos considerou que o nível de investigação no domínio da fitoterapia era adequado e o nível de formação dos profissionais de fitoterapia foi considerado, na sua maioria, inadequado.

Ogunkunle e Ashiru (2011), num estudo sobre a experiência e as percepções dos residentes de Ogbomosho, na Nigéria, sobre a segurança e a eficácia dos medicamentos à base de plantas, revelaram que cerca de 78% dos 207 inquiridos eram utilizadores regulares de medicamentos à base de plantas. Deste número, 90,7% afirmaram nunca ter sofrido qualquer forma de envenenamento, desconforto ou contraindicação devido à utilização de ervas. Os valores médios das opiniões dos inquiridos sobre a segurança e a eficácia das ervas medicinais foram de 3,3 e 3,1, respetivamente, numa escala de 4 pontos máximos. A utilização exclusiva de ervas também curou/aliviou satisfatoriamente 14 classes diferentes de doenças ou perturbações entre os residentes da área de estudo. Entre estas, destacam-se as doenças gastrointestinais, a febre, as doenças ginecológicas e do trato respiratório, que envolveram 68,5%, 62,4%, 38,3% e 19,2% dos inquiridos, respetivamente. Esta investigação revela que a utilização de ervas medicinais é popular entre os residentes da área de estudo, independentemente do seu nível de escolaridade ocidental. Com base na experiência e na perceção dos utilizadores de ervas, os medicamentos à base de plantas são geralmente seguros para consumo humano, bem como eficazes e fiáveis no alívio de um vasto espetro de doenças e enfermidades.

2.2.3 Factores que explicam o modo de perceção dos medicamentos à base de plantas

Um inquérito conduzido por Abubakar, Musa, Ahmed e Hussaini (2007) sobre a utilização de medicamentos à base de plantas entre as mulheres no período pré-natal num hospital terciário em Kano revelou que cerca de 40% das mulheres que utilizavam medicamentos à base de plantas admitiam ter feito automedicação com medicamentos ortodoxos durante a gravidez. Verificou-se uma associação estatisticamente significativa entre a utilização de medicamentos à base de plantas durante a gravidez e a automedicação com medicamentos ortodoxos durante a gravidez (p=0,006). Além disso, 33,1% das mulheres que consomem medicamentos à base de plantas são da opinião de que a utilização de medicamentos à base de plantas é perigosa tanto para a mãe como para o feto, enquanto 63,7% delas acreditam que a utilização de drogas em geral é perigosa no primeiro trimestre e 33,8% acreditam que a utilização de drogas é perigosa durante todas as fases da gravidez. Quanto às razões que as levam a utilizar a fitoterapia, 94,3% das inquiridas afirmaram que utilizam a fitoterapia porque é a sua medicina tradicional, enquanto 87,3% afirmaram que continuarão a utilizar a fitoterapia porque a utilizam desde o nascimento. Cerca de 80% dos inquiridos não têm a certeza da sua eficácia, 58,6% afirmaram que a utilizarão no futuro. As mães, as peras, a rádio, a televisão, a comunidade, a sociedade e os curandeiros tradicionais foram fontes importantes de informação sobre fitoterapia para os inquiridos. A avaliação da influência de vários factores sociodemográficos nas suas opiniões sobre a utilização de medicamentos à base de plantas mostrou uma associação estatisticamente significativa entre o nível de escolaridade e as suas opiniões sobre os perigos da utilização de medicamentos à base de plantas para o feto (P = 0,05).

Outro inquérito realizado nos EUA por Vickers e Zollman (2009) sobre a utilização de medicamentos à base de plantas em 65 pacientes de uma unidade de cuidados de saúde primários. Os participantes tinham mais probabilidades de ter mais de 46 anos de idade (56,7%), ser de origem asiática (45,5%), do sexo feminino (73,2%), com um rendimento familiar anual inferior a 10 000 dólares (84,1%) e com menos de sete anos de educação formal (49,1%). Os doentes frequentavam estas unidades de cuidados de saúde primários devido a vários problemas de saúde, mas os motivos mais comuns eram a gestão de doenças crónicas, incluindo hipertensão (28%), diabetes mellitus (27%) e asma (5%). Foram tratados com medicamentos convencionais e 41,1% destes doentes indicaram que cumpriam a medicação à base de plantas prescrita pelo médico. Noutro desenvolvimento, Fakaye, Adesina e Musa em Adesina (2011), concluíram uma investigação sobre a atitude e a utilização de medicamentos à base de plantas entre as mulheres grávidas na Nigéria. A opinião de 595 mulheres grávidas em seis zonas geopolíticas na Nigéria sobre a utilização de medicamentos à base de plantas, a segurança da utilização, o conhecimento dos potenciais efeitos dos medicamentos à base de plantas no feto e os potenciais benefícios ou danos que podem ser derivados da combinação de medicamentos à base de plantas com terapias convencionais foram obtidos utilizando um questionário estruturado entre setembro de 2007 e março de 2008. A estatística descritiva e os testes de extrato de Fisher foram utilizados com um nível de confiança de 95% para avaliar os dados obtidos. O nível de significância foi fixado em $P<0,5$. Verificaram que mais de dois terços dos inquiridos (67,5%) tinham utilizado medicamentos à base de plantas em formas, sendo que 74,3% preferiam formulações preparadas pelo próprio. Quase 30% dos inquiridos que utilizavam medicamentos à base de plantas na altura do estudo acreditavam que a utilização de medicamentos à base de plantas durante a gravidez era segura. As razões dos inquiridos para tomarem medicamentos à base de plantas eram variadas e incluíam razões como o facto de as ervas terem melhor eficácia do que os medicamentos convencionais (24,4%), o facto de as ervas serem naturais e serem mais seguras de utilizar durante a gravidez do que os medicamentos convencionais (21,1%), a baixa eficácia dos medicamentos convencionais (19,7%), o acesso mais fácil aos medicamentos à base de plantas para curar muitas doenças (12,5%) e o custo comparativamente baixo dos medicamentos à base de plantas (5,9%).

Mais de metade dos inquiridos (56,6%) não apoiou a combinação de medicamentos à base de plantas com medicamentos convencionais para evitar a interação entre medicamentos e ervas. Cerca de 33,4% dos inquiridos acreditam que os medicamentos à base de plantas não têm efeitos adversos, enquanto 30,4% são da opinião de que os efeitos secundários adversos de alguns medicamentos à base de plantas podem ser perigosos. O estado civil, as zonas geopolíticas e as habilitações literárias dos inquiridos tiveram efeitos estatisticamente significativos na opinião dos inquiridos sobre os efeitos secundários dos medicamentos à base de plantas. Apenas as zonas geopolíticas e as habilitações literárias parecem ter influência nos efeitos dos medicamentos à base de plantas no feto. Por conseguinte, o estudo sublinhou a utilização generalizada de medicamentos à base de plantas por mulheres grávidas na Nigéria e a necessidade urgente de os prestadores de cuidados de saúde estarem cientes desta prática e fazerem um esforço para obter informações sobre a utilização de ervas durante os cuidados pré-natais.

Oreagba et al (2011) observaram no seu estudo que, entre 388 residentes da zona urbana de Lagos que utilizam medicamentos à base de plantas, 45,2% foram influenciados por amigos, familiares e colegas a utilizar medicamentos à base de plantas. As outras fontes de informação dos inquiridos sobre fitoterapia incluíam os pais (29,7%), profissionais de saúde (13%); retalhistas de fitoterapia (4,2%); anúncios nos meios de comunicação social - televisão, rádio e jornais (3,5%); o cônjuge (3,5%); e profissionais de fitoterapia (0,8%). No entanto, 6,6% dos utilizadores de medicamentos à base de plantas não revelaram a sua fonte de informação sobre medicamentos à base de plantas. Isto mostra que a perceção que as pessoas têm de um determinado regime ou padrão de tratamento é largamente moldada por forças sociais. Assim, determinam a forma como percepcionam essa opção de saúde.

2.2.4 Riscos e benefícios da medicina à base de plantas.
Oreagba et al (2011) observaram, no seu estudo sobre a utilização de medicamentos à base de plantas entre os residentes urbanos de Lagos, na Nigéria, que mais de metade dos utilizadores considerava os medicamentos à base de plantas seguros. A maioria dos inquiridos que eram utilizadores de medicamentos à base de plantas acredita que raramente ocorrem efeitos adversos com a sua utilização. Embora alguns inquiridos tenham experimentado alguns efeitos adversos, estes não foram graves nem puseram a vida em risco. A proporção de inquiridos (20%) que sofreram efeitos adversos ligeiros a moderados é consideravelmente mais elevada do que a proporção (10,4%) que referiu efeitos secundários dos medicamentos à base de plantas. Abt et al (1995), citados em Oreagba et al (2011), estudaram a insuficiência renal induzida por medicamentos à base de plantas chineses e associaram a insuficiência renal aguda grave e a insuficiência hepática à utilização de medicamentos à base de plantas.

Ogunkunle e Ashiru (2011) estudaram a experiência e a perceção da utilização de medicamentos à base de plantas em Ogbomosho, na Nigéria. Dos 161 inquiridos que eram utilizadores regulares de medicamentos à base de plantas, 90,7% nunca tinham sofrido qualquer forma de envenenamento, desconforto ou contraindicação. Os outros, menos de 10%, que afirmaram ter sofrido alguma forma de desconforto devido à utilização de medicamentos à base de plantas, enumeraram-nas como fraqueza corporal e embotamento geral, perturbações gástricas, corrimento do estômago com fezes, prisão de ventre e vómitos. A maioria dos utilizadores regulares de medicamentos à base de plantas na região de Ogbomosho nunca sofreu qualquer forma de desconforto devido a este hábito, o que constitui provavelmente uma boa razão para aceitar os medicamentos à base de plantas como sendo seguros. Além disso, as percepções destas pessoas relativamente à segurança dos medicamentos à base de plantas corroboraram esta opinião, na medida em que 48,6%, 37,7% e 8,9% consideraram as preparações muito seguras, seguras e razoavelmente seguras, respetivamente, enquanto apenas 4,8% estavam indecisos.

Awodele et al (2012) examinaram a atitude dos médicos relativamente à utilização de medicamentos à base de plantas em Lagos, na Nigéria. Uma elevada percentagem dos inquiridos (95%) estava ciente dos possíveis perigos associados à utilização de medicamentos à base de plantas. A maioria (96%) dos inquiridos tinha lido materiais sobre medicamentos à base de plantas, 97,7% conheciam os nomes de alguns dos medicamentos à base de plantas utilizados e cerca de 96,7% tinham conhecimento de alguns dos medicamentos à base de plantas listados para utilização pela NAFDAC. No entanto, apenas 20,7% dos inquiridos tinham alguma vez utilizado medicamentos à base de plantas. O estudo também deveria mostrar que 62,0% dos inquiridos opinaram que a fitoterapia tinha um papel positivo a desempenhar nos cuidados aos doentes, 28,0% disseram que a fitoterapia devia ser reconhecida pelo governo e 60,3% acreditavam que a fitoterapia é adequada para o consumo dos doentes. No entanto, não houve associações significativas (P > 0,05) entre a consciência dos possíveis perigos associados aos medicamentos à base de plantas, o conhecimento dos nomes de alguns dos medicamentos à base de plantas listados pela NAFDAC e a vontade dos inquiridos de os recomendar aos doentes.

2.3 Revisão das teorias

Certas linhas de pensamento são adequadas para explicar a lógica do que pode ser a perceção da população estudada sobre os medicamentos à base de plantas. As teorias que se seguem serão analisadas por serem consideradas suficientemente relevantes para explicar o tópico em análise;

Teoria marxiana dos conflitos

Modelo de Crenças em Saúde da Fenomenologia.

2.3.1 Teoria marxiana dos conflitos

Os principais proponentes da perspetiva contemporânea do conflito são Coser (1956), Dahrendorf (1959) e Gluckman (1955). A perspetiva do conflito afirma que o conflito é um fenómeno natural e inevitável na sociedade. Coser (1956) analisa o conflito em termos de processos interactivos e descreve-o como uma forma de socialização. Segundo ele, o conflito tem algumas funções positivas e também pode ser disfuncional apenas para estruturas sociais nas quais não há tolerância suficiente ou institucionalização do conflito. Dahrendorf (1959) analisa o conflito de classes na sociedade industrial e afirma que o conflito pode ocorrer entre diferentes classes ou grupos na sociedade e não apenas entre duas classes, os proprietários e os não-proprietários dos meios de produção, tal como defendido por Marx. Gluckman (1955), no seu estudo sobre os costumes e os conflitos em África, também defende que o conflito é um fenómeno comum na sociedade.

A teoria do conflito reconhece que o conflito é omnipresente na vida social. Os teóricos do conflito sublinham a importância do interesse sobre as normas e os valores e a forma como a procura de interesses gera vários tipos de conflito como aspectos normais da vida social e não como ocorrências anormais ou disfuncionais. Marx tinha mostrado como estes conflitos se cristalizaram nas duas classes antagónicas da sociedade moderna - a burguesia e o proletariado. Entre estes dois grupos, existe sempre uma desigualdade no modo de produção que deixa o proletariado a receber os excessos da burguesia. Assim, as pessoas são condicionadas pela sua posição numa sociedade amplamente estratificada. O grupo privilegiado goza de mais poder, riqueza e prestígio do que o grupo desfavorecido (Nnonyelu, 2009; Egbue & Edokobi, 2003).

A análise marxiana dos conflitos estabelece uma ligação entre a saúde e a desigualdade social, inspirando-se em Karl Marx; existe uma ligação entre a medicina e o funcionamento do capitalismo. As investigações neste sentido têm-se centrado em três questões principais, nomeadamente: *o acesso aos cuidados médicos,* os *efeitos da motivação do lucro* e *a política da medicina.* A saúde pessoal é a base da vida social, mas ao transformar a saúde numa mercadoria, as sociedades capitalistas minam a saúde em troca de riqueza. Os teóricos do conflito admitem que o capitalismo presta excelentes cuidados médicos aos ricos, mas não os presta muito bem ao resto da população (Haralambos & Holborn. 2007). Devido à condição económica da Nigéria, as ervas locais são usadas principalmente por pessoas com baixos rendimentos, sobretudo nas zonas rurais, porque não têm dinheiro suficiente para comprar medicamentos. Alguns medicamentos à base de plantas que são bem embalados, como os produtos "forever living", GNLD, Tianshee.t.c., não podem ser comprados por estas pessoas pobres devido ao elevado custo dos medicamentos. Muitas pessoas ricas desprezam o tipo de preparações à base de plantas consumidas pelos pobres, porque as consideram anti-higiénicas e preferem comprar estes medicamentos modernizados e embalados, que podem ser muito caros.

O carácter da própria medicina capitalista é também um problema; a motivação do lucro transforma os médicos, os hospitais e a indústria farmacêutica em corporações multibilionárias. A procura de lucros mais elevados encoraja a realização de exames e cirurgias desnecessários, bem como uma dependência excessiva de medicamentos (Kaplan, 2004). Isto indica que a maioria dos lares prefere utilizar ervas para a automedicação devido aos encargos que os médicos e alguns farmacêuticos impõem a alguns medicamentos, com o objetivo de obterem os seus próprios lucros. Por conseguinte, os teóricos do conflito social afirmam que a cirurgia reflecte provavelmente os interesses financeiros dos cirurgiões e dos hospitais, tanto quanto as necessidades médicas das patentes (Cowley, 2002).

A medicina como política, por outras palavras, significa que existe manipulação política na medicina, por exemplo, o estabelecimento médico opõe-se à regulamentação governamental das taxas e serviços e sempre fez campanha contra propostas de programas governamentais de cuidados médicos. Isto acontece nalgumas regiões do país e deve-se ao facto de a maior parte dos proprietários destas empresas farmacêuticas estarem no centro das atenções e, por isso, terem o poder e os recursos para manipular a seu favor as políticas governamentais no domínio da medicina. Alguns farmacêuticos têm conseguido dar informações erradas sobre algumas ervas nos meios de comunicação social, a fim de atrair mais clientes para a compra de medicamentos ortodoxos, o que molda a perceção de algumas pessoas na sociedade de que os medicamentos à base de plantas são venenosos. No entanto, Marx e os seus colaboradores têm sido criticados por outros académicos que consideram a sua proposta utópica (Haralambos e Holborn, 2007).

Lindsey (2001) critica os paradigmas do conflito por afirmarem que, embora o poder organizado e o privilégio de um pequeno grupo, organizado conscientemente ou não, seja um elemento importante para explicar a desigualdade social, há uma série de outros factores que explicam igualmente a desigualdade. Ritzer (1996) argumenta que um dos principais problemas do paradigma do conflito é o facto de não ser suficientemente diferente do funcionalismo estrutural e de se centrar na análise do comportamento humano e da sociedade quase exclusivamente a um nível macro. Apesar das críticas feitas ao paradigma do conflito, este oferece uma explicação sociológica para a compreensão da perceção pública da fitoterapia, das forças ou factores que moldam a perceção e das implicações dessa perceção na organização e nos processos da vida social.

2.3.2 Fenomenologia

A fenomenologia é uma vertente da micro sociologia associada a Edmund Husserl e Alfred Schultz (1962). Também se preocupa em grande medida com a questão de *significado* (Nnonyelu, 2009; Haralambos e Horlborn, 2007). Os discípulos desta nova persuasão na teoria social defendem que o tecido das relações sociais é construído em grande medida pelos actores. Por conseguinte, o significado do mundo social não é fixo, mas varia ao longo do tempo e do espaço. Para o fenomenólogo, aquilo a que, na linguagem de Durkheim, se chama "facto social" é constituído pelos próprios homens e só parece ser externo e independente. Defendem que o objeto da sociologia não é o *facto social*, mas o significado que as pessoas dão aos sujeitos e aos objectos que influenciam a perceção, as acções e geram certas consequências. Defendem também que os significados que damos aos objectos são constantemente mantidos por uma definição comum a que se chama *tipificações* - um rótulo que nos permite compreender os fenómenos que são diferentes.

É notório que os medicamentos à base de plantas provêm do património cultural de uma determinada comunidade, depositado pela natureza como parte da sua rica flora e fauna e, claro, transferido de geração em geração através da tradição oral ou escrita. Isto significa que a medicina à base de plantas já existia mesmo antes de os colonialistas terem introduzido a medicina ortodoxa na Nigéria. Algumas destas ervas são vistas como sagradas e curam várias doenças nas sociedades onde são adoptadas. Por conseguinte, o significado atribuído a uma determinada erva depende da sua eficácia e propensão para ajudar os membros da sociedade a curar certas doenças, independentemente das suas propriedades toxicológicas. Nesta perspetiva, o significado sublinha a perceção; a forma como os medicamentos à base de plantas são percebidos depende, em grande medida, do seu significado generalizado partilhado pelos membros de um coletivo. Os fenomenólogos sublinham geralmente que a realidade social não deve ser concebida como uma realidade externa fixa e objetiva. Pelo contrário, a realidade social é essencialmente um produto da atividade humana. Entre outras coisas, através de processos de "tipificação", "constituímos" um mundo social significativo à nossa volta. Obviamente, isto não é uma conquista de indivíduos isolados que actuam sozinhos; a maioria das nossas suposições, expectativas e prescrições típicas tem, de facto, origem social. No entanto, os sociólogos fenomenológicos insistem que não devemos minimizar o papel das subjectividades individuais. A realidade social não pode ser reduzida à relação entre sujeitos individuais; no entanto, sem esta última, isto é, sem a inter-subjetividade, não há, em última análise, realidade social. A fenomenologia continua a ser relevante para a sociologia da vida quotidiana e tem os recursos para responder às críticas que lhe são tipicamente dirigidas (Overgaard & Zahavi, 2008).

Numa crítica geral à fenomenologia, poder-se-ia afirmar que a sua força poderia facilmente tornar-se a sua fraqueza. A reabilitação fenomenológica do mundo-da-vida, e a insistência na importância do ser humano quotidiano e do seu conhecimento de "senso comum", pode parecer que se está a celebrar o vulgar ou o medíocre. Por exemplo, a ideia de que o conhecimento de senso comum pode parecer implicar que estes dois tipos de conhecimento são igualmente valiosos. Mas, se assim fosse, a perspetiva fenomenológica legitimaria implicitamente a preguiça intelectual. Outros críticos afirmam que a sociologia fenomenológica é conservadora, que implica uma defesa do status quo - mesmo quando o status quo é uma ordem social injusta. Finalmente, a ênfase fenomenológica na subjetividade como ativa e criativa não deve levar à cegueira em relação às múltiplas formas em que os indivíduos podem ser sujeitos e controlados por instituições ou outros indivíduos (Overgaard & Zahavi,

2008).

2.3.3 Modelo de Crenças sobre Saúde

O Modelo de Crenças sobre a Saúde (Health Belief Model - HBM) foi desenvolvido no início da década de 1950 por cientistas sociais como Hochbaum, Kegels e Rosenstock no serviço de saúde pública dos EUA, a fim de compreender a incapacidade das pessoas para adoptarem estratégias de prevenção de doenças ou testes de rastreio para a deteção precoce de doenças (Croyle, 2005). Mais tarde, nas décadas de 1970 e 1980, o HBM foi desenvolvido por Rosenstock e Becker. O HBM é um modelo psicológico que tenta explicar e prever o comportamento em matéria de saúde. O HBM sugere que a crença de uma pessoa na ameaça pessoal de uma doença ou enfermidade, juntamente com a crença de uma pessoa na eficácia do comportamento ou da ação de saúde recomendada, prevê a probabilidade de a pessoa adotar um determinado comportamento de procura de saúde (Croyle, 2005).

O Modelo de Crenças na Saúde também pode ser conhecido como um dos primeiros modelos de cognição social que deriva de fundamentos psicológicos e comportamentais, segundo os quais os componentes da saúde estão relacionados com o desejo de evitar a doença ou, pelo contrário, de ficar bem se já estiver doente; também se baseia na crença de que uma ação de saúde específica irá prevenir ou curar a doença. A HBM foi definida em termos de quatro constructos que representam a ameaça percebida e o benefício líquido - *suscetibilidade percebida, gravidade percebida, benefícios percebidos e barreiras percebidas* (Erinosho, 2006). Estes conceitos foram propostos como responsáveis pela prontidão das pessoas para agir. O HBM é uma estrutura para motivar as pessoas a tomar medidas de saúde positivas para evitar uma consequência negativa para a saúde como motivação principal. Algumas pessoas acreditam na eficácia da medicina herbal nos cuidados de saúde para curar ou evitar uma determinada doença. Por exemplo, o VIH tem uma consequência negativa e o desejo de evitar o VIH pode ser utilizado para motivar as pessoas sexualmente activas a praticarem sexo seguro, utilizando ervas como a centáurea, a equinácea e o fruto da árvore de neem para curar doenças sexualmente transmissíveis (Ekeze, 2013).

Pode haver diferenças significativas na medição dos constructos da HBM de estudo para estudo. Para resolver este problema, Champion e Skinner (2008) recomendaram que os construtos sejam consistentes e que as medidas sejam específicas para os comportamentos em questão. Sendo um modelo de base cognitiva, o HBM não considera a influência das emoções no comportamento; as pistas para a ação estão frequentemente ausentes na investigação HBM. Este é, de facto, um dos principais pontos fracos do Modelo de Crenças sobre a Saúde.

2.4 Quadro teórico

A fenomenologia e o Modelo de Crenças na Saúde (MSC) foram adoptados como quadro teórico para este estudo. As teorias fornecem um contexto ideal no qual a perceção pública da fitoterapia pode ser compreendida. A teoria da fenomenologia permite-nos compreender que o significado subjacente que as pessoas dão aos objectos influencia a sua perceção e ação e gera determinadas consequências, enquanto o HBM sugere que a crença de uma pessoa na ameaça pessoal de uma doença ou enfermidade, juntamente com a crença de uma pessoa na eficácia do comportamento ou ação de saúde recomendados, prevê a probabilidade de a pessoa adotar um determinado comportamento de procura de saúde. A maioria das pessoas considera que a fitoterapia é uma medicina tradicional transmitida de geração em geração e que é eficaz devido aos seus constituintes naturais *ou* ingredientes. Por outro lado, a maioria das pessoas considera que a fitoterapia é local, pouco higiénica e relativamente barata. Assim, não está à altura do seu estatuto social. Estas tipificações, de acordo com Schutz, derivam das experiências dos actores sociais que são partilhadas pelos membros da sociedade (Schutz, 1962). Outro ponto de vista pode ser o de que as preparações à base de plantas são remédios caseiros baratos e acessíveis para doenças que podem custar grandes somas de dinheiro se forem tratadas em centros de saúde ortodoxos. O objetivo de lucro de certos farmacêuticos orientados para o negócio pode resultar na reembalagem de medicamentos à base de plantas, até agora acessíveis, em medicamentos de venda livre dispendiosos, levando assim a uma alteração significativa na forma como as pessoas vêem os medicamentos à base de plantas.

Esta abordagem quadridimensional para a compreensão da vontade das pessoas em adotar uma determinada opção de saúde está diretamente situada no contexto das suas crenças generalizadas sobre a referida opção de saúde, o que acaba por formar a sua perceção sobre essa opção de saúde.

2.5 Hipóteses de estudo

Para orientar este estudo, foram formuladas as seguintes hipóteses:

1. Existe uma relação significativa entre o nível de habilitações literárias dos inquiridos e a sua perceção dos benefícios dos medicamentos à base de plantas nas zonas administrativas municipais de Aboh Mbaise e Owerri do Estado de Imo.
2. Existe uma relação significativa entre a afiliação religiosa dos inquiridos e a utilização de medicamentos à base de plantas nas zonas administrativas municipais de Aboh Mbaise e Owerri do Estado de Imo.
3. Existe uma relação significativa entre o local de residência dos inquiridos e a perceção dos riscos associados aos medicamentos à base de plantas nas zonas administrativas municipais de Aboh Mbaise e Owerri do Estado de Imo.

CAPÍTULO 3

Metodologia

3.1   Conceção do estudo

Este estudo foi um projeto de investigação de inquérito por amostragem transversal que exigiu instrumentos de investigação quantitativos e qualitativos para a recolha de dados. Isto significa, portanto, que os dados foram recolhidos nas áreas de estudo num período de tempo tão curto quanto possível a partir das amostras.

3.2   Área do estudo

Área da administração local de Aboh Mbaise

Aboh Mbaise é uma Área de Governo Local (LGA) no Estado de Imo, na Nigéria. A sua sede é na cidade de Aboh. Tem uma área de 184 quilómetros quadrados e uma população de 194.779 habitantes no censo de 2006 (NPC, 2009). O código postal da zona é 462. A Aboh Mbaise LGA é uma das áreas da Administração Local criadas em 1976; no entanto, duas (2) áreas da Administração Local foram criadas a partir dela desde a sua criação. São elas: Ezinihitte Mbaise e Ahiazu Mbaise LGAs. Aboh Mbaise é delimitada a norte pelas LGA de Ahiazu Mbaise e Ikeduru, a noroeste pelas LGA de Ngor-Okpala e Owerri North, a nordeste e sudeste pela LGA de Ezinihitte Mbaise e pela LGA de IsialaNgwa South do Estado de Abia.

A Aboh Mbaise LGA situa-se entre duas (2) capitais de Estado, Owerri e Umuahia, ao longo da via rápida Owerri-Umuahia. De Owerri, a capital do Estado de Imo, Aboh Mbaise LGA fica a cerca de 23 km, enquanto de Umuahia fica a 25 km. Do cruzamento Eke - Ahiara, Ahiazu Mbaise, a sede do Governo Local de Aboh, fica apenas a cerca de 10 km. A população de Aboh Mbaise é Igbo, cerca de 90% são católicos, enquanto os protestantes e outras religiões constituem a restante população. A população de Aboh Mbaise é predominantemente agrícola, apesar de ser uma sociedade largamente alfabetizada. A dança *Nkwotile* (dança da alcatra) é comum em Aboh Mbaise. É a dança utilizada para celebrar a festa anual do inhame novo *(iriji)* e para propiciar o deus do inhame *(Ajoku)*.

Esta dança foi modificada ao longo dos anos para "ekpe", "mmanwu" (mascarada), Iroko, Ekereavu, abigbo e mgba (luta livre). Outras danças musicais incluem: *"A agbachaa E kurunwa , AlijaEdere, EgwuOnunwa, Ekwirikwemgba, Ese, Nkelenke, nkwaike, Nkwaude, Ogbongelenge, Uko*, etc.

Existem também numerosos títulos sócio-políticos que ocupam um lugar de destaque em Aboh Mbaise, tal como noutras partes de Igboland. Os títulos incluem: Eze (rei), *Nze, Okenze, Ozo, Duru, Durunze, Ezeji* (rei do inhame) e outros. O povo Mbaise tem festivais que atraem turistas locais e estrangeiros - o *"IwaAkwa , Oji-Mbaise* (Festival da noz de cola) e o muito politizado *"iri-ji"* Mbaise (o novo festival do inhame). A cerimónia *do iri-ji* é celebrada todos os anos a 15 de agosto. Aboh Mbaise é, em grande parte, umá zona rural com uma progressiva invasão urbana proveniente das duas (2) capitais de estado (Owerri e Umuahia) que a delimitam em ambós os lados da sua periferia.

(http://www.imostategov.ng/imogovernment/imolocalgovernment.php?idx=abo   h mbaise Iga imo state).

Área de governo local municipal de Owerri

O município de Owerri é um dos três conselhos locais da capital do Estado de Owerri Imo. Situa-se no sudeste da Nigéria, com uma área de 58 quilómetros quadrados (Km^2). Owerri Municipal é uma Área de Governo Local do Estado de Imo, na Nigéria. A sua sede situa-se na cidade de Owerri. O Conselho Municipal de Owerri, anteriormente sede da Área de Governo Local de Old Owerri (que inclui as actuais Owerri Municipal, Owerri Norte, Owerri Oeste e Ngor-Okpala L.G.As), tornou-se um conselho municipal em 15 de dezembro de 1996. A capital do Estado de Imo, o coração oriental, e, como tal, o senhorio da maioria dos ministérios, departamentos e agências governamentais (tanto estatais como federais), segundo os registos oficiais do censo de 2005, a população é de cerca de 125 337 pessoas. Historicamente, os habitantes do município de Owerri são descendentes de *"Ekwemarugo",* o pai fundador que abandonou a sua terra ancestral de *Uratta* por volta de 1463 para se estabelecer em *"Ugwu Ekwema"* e se tornou o pai fundador de *"Owerre".*

O conselho tem um ambiente urbano com uma comunidade autónoma composta por 5 famílias indígenas *(Owerre Nchi ise)* vis: *Umuororonjo, Amawom, Umuonyeche, Umuodu e Umuoyima,* sob a realeza de um governante tradicional supremo, atualmente o Eze Dr. Emmanuel Emenyeonu Njemanze Ozuruigbo V. A instituição tradicional de topo na área é o *"*Conselho de Anciãos de *Oha Owerre",* que é também o braço judicial do governo (resolvendo todos os litígios e outros assuntos). *O "Onye ishi ala Owerre"* é o sacerdote chefe tradicional da comunidade. Todas as mulheres de "Owerre nchi ise" estão também sob a alçada de um único organismo - o *"Udodiri Ndom Owerre".*

As entradas para o município são a estrada de Okigwe, a estrada de Onitsha, a estrada de Port Harcourt, a estrada de Aba e a estrada de Mbaise. Os depósitos de minerais sólidos abundam em toda a área do concelho, tais como fosfato, calcário, caulino, galena, pedras e granitos, areia de sílica. O concelho é também abençoado com produtos agrícolas como a mandioca, o inhame, o milho, frutos de pecuária, como a laranja, o ananás, a banana e a papaia, que fornecem as matérias-primas para as indústrias de base agrícola. Existem muitas oportunidades de negócio e de investimento no município devido à posição privilegiada que o município ocupa como sede do Governo e, por conseguinte, o epicentro de todas as actividades económicas, sociais e religiosas do Estado. A indústria hoteleira está em constante crescimento, os serviços educativos, os serviços de tecnologia da informação, as indústrias de pequena escala, como as agro-alimentares, a indústria da moda e da beleza, o sector dos transportes (interurbanos/intracidades), o sector bancário e financeiro, os centros de restauração e de comida rápida, a transformação de alimentos para animais e as pescas são áreas de oportunidades de negócio e de investimento existentes na capital do Conselho Municipal de Owerri (http://www.imostate.gov.ng/imo-government/imo-local governments. php?idx=owerri_municipal_lga_imo_state#sthash. htOqKYNL. dpuf)-

3.3 População do estudo

A população das LGAs municipais de Aboh Mbaise e Owerri é de cento e noventa e quatro mil setecentos e setenta e nove (194, 779) e cento e vinte e cinco mil trezentos e trinta e sete (125,337) pessoas, respetivamente (Comissão Nacional da População, 2006). Assim, a população total das duas LGAs é de trezentos e vinte mil cento e dezasseis (320.116), incluindo 161.932 homens e 158.184 mulheres. No entanto, a população-alvo deste estudo incluía todos os adultos do sexo masculino e feminino (com 18 anos ou mais) residentes nas áreas de estudo. Esta população está estimada em cento e setenta e quatro mil novecentos e vinte e nove (174.929), o que representa 54,6% da população total de pessoas nas LGAs municipais de Aboh Mbaise e Owerri. O quadro seguinte apresenta um pormenor claro da estimativa da distribuição da população com idade igual ou superior a 18 anos nas zonas administrativas locais de Aboh Mbaise e Owerri.

Tabela I: Estimativa da população-alvo por sexo (18 anos ou mais)

Sex	Population Estimate	
	ABOH MBAISE LGA	**OWERRI MUNICIPAL LGA**
Male	52,054	37,150
Female	50,154	35,571
Total	102,208	72,721
	N = 174,929	

A população incluía pessoas que utilizam ou já utilizaram medicamentos à base de plantas nas áreas de estudo. Incluiu também praticantes de fitoterapia, praticantes de medicina ortodoxa e pessoal da agência reguladora governamental relevante. No entanto, a maior parte da população deste estudo provém de membros adultos do público (com 18 anos ou mais), casados ou solteiros, alfabetizados ou não alfabetizados, incluindo homens e mulheres. A amostra foi selecionada a partir de diferentes origens profissionais, níveis de rendimento e afiliações religiosas nas áreas de estudo.

3.4 Âmbito do estudo

O estudo limita-se a examinar a perceção pública dos medicamentos à base de plantas nas áreas governamentais locais de Aboh Mbaise e Owerri do Estado de Imo, na Nigéria, de outubro de 2014 a janeiro de 2015. Ao fazê-lo, foram tidos em conta os riscos, os benefícios e o nível de utilização de preparações à base de plantas, uma vez que estes constituíam uma parte importante de todo o corpo deste trabalho de investigação.

3.5 Tamanho da amostra

O tamanho da amostra para o estudo foi de seiscentos (600) membros adultos do público (com 18 anos ou mais) residentes nas LGAs municipais de Aboh Mbaise e Owerri durante o período desta investigação. A amostra foi constituída por um conjunto uniforme de questionários. A dimensão da amostra foi determinada estatisticamente utilizando o método de amostragem estratificada proporcional de Fisher. A fórmula é a seguinte

$$n = \frac{Z^2(PQ)}{e^2}$$

Onde

n = Tamanho da amostra

z = Nível de confiança (95% ou 1,96)

p = Proporção da população (ou a sua estimativa, 54,6%) q = Complemento de P

e = nível de precisão (0,004)

$$n = \frac{3.8416\ (.546)\ (.454)}{0.04^2} = \frac{3.8416 \times 0.2478}{0.0016} = \frac{0.9519}{0.0016}$$

n = 594,93 (Cerca de 600)

Para além da amostra acima referida, foram realizadas quatro (4) sessões de Discussão de Grupos Focais (FGD) utilizando o guia FGD com um mínimo de oito (8) e um máximo de doze (12) participantes por sessão. As discussões dos grupos de centragem foram realizadas em Aboh Mbaise e no município de Owerri, respetivamente, para garantir a homogeneidade dos participantes, que utilizaram medicamentos à base de plantas e ortodoxos durante o período do estudo. Foram entrevistados, em média, dois (2) praticantes de medicina à base de plantas e dois (2) praticantes de medicina ortodoxa nas áreas de estudo, utilizando o guia da Entrevista em Profundidade (IDI). O objetivo é obter os seus pontos de vista sobre a utilização, os benefícios e os riscos associados à fitoterapia, e os factores subjacentes que formam a perceção da fitoterapia na área de estudo. Foi também aplicado um programa de entrevista aprofundada (IDI) a dois (2) membros do pessoal da NAFDAC. O objetivo era obter a sua opinião sobre a posição política do governo relativamente à utilização de medicamentos à base de plantas e a forma como esta molda a perceção pública dos mesmos.

3.6 Técnica de amostragem

O estudo recorreu a uma variedade de técnicas de amostragem. Das vinte e sete (27) Áreas Governamentais Locais que constituem o Estado de Imo, Aboh Mbaise e Owerri Municipal foram selecionadas utilizando o método de votação de amostragem aleatória simples. Dado o facto de as duas áreas apresentarem ao investigador as caraterísticas típicas de um meio rural e urbano ideal, respetivamente, o que é necessário para um estudo de perceção desta natureza. As LGAs municipais de Aboh Mbaise e Owerri, no estado de Imo, na Nigéria, têm uma flora e fauna ricas em plantas medicinais (Ekeanyanwu, 2011); assim, é adequado realizar um estudo desta natureza para apurar a perceção das pessoas sobre os medicamentos à base de plantas predominantes no seu habitat natural.

Para a seleção dos membros do público, foi adoptada a abordagem de amostragem por conglomerados (em várias fases), que envolve a divisão da população ou da área geográfica em unidades e a seleção de um número específico dessas unidades através de técnicas de amostragem aleatória simples. Para efeitos deste estudo, a divisão estabelecida de ruas e estradas em Owerri foi utilizada para agrupar o limite da cidade corporativa em cinco comunidades tradicionais, nomeadamente, Amawom, Umuoyima, Umuodu, Umuoronjo e Umuonyeche. Três das cinco aldeias de Owerri foram selecionadas por amostragem aleatória sem substituição, nomeadamente Amawom, Umuororonjo e Umuodu. Foi compilada a lista das estradas/estradas em cada comunidade selecionada. A fim de selecionar sistematicamente a partir da lista de ruas/estradas em cada comunidade, foi lançada uma moeda ao ar; o investigador numerou os dígitos pares para iniciar a seleção sistemática das ruas/estradas nas três comunidades. Cada rua foi depois dividida em conjuntos. Os complexos foram numerados; todos os números pares foram identificados e o investigador aplicou o questionário aos membros adultos que viviam em cada edifício até atingir a amostra necessária de 300 pessoas.

Por outro lado, foi utilizada a técnica de amostragem aleatória simples para selecionar cinco (5) comunidades de entre as vinte e nove (29) comunidades que constituem a LGA de Aboh Mbaise. Ou seja, todas as comunidades de Aboh Mbaise (zona rural) foram listadas numa folha de papel e colocadas num chapéu. Uma pessoa cega tirou uma vez em cada instância para selecionar cinco comunidades, nomeadamente Ngurunweke, Enyi-ogugu, Okwuato, Lorji e Ibeku. A dificuldade iminente de atravessar uma zona rural típica da Nigéria é capaz de arruinar qualquer esforço de aleatorização para chegar aos elementos da amostra. Assim, foi aplicada a técnica da garrafa giratória para decidir quais os agregados familiares que foram objeto de amostragem com os questionários em Aboh Mbaise. A técnica da garrafa giratória é uma situação em que uma garrafa é rodada numa praça da aldeia, e a direção para a qual aponta determina o agregado familiar a ser administrado com o questionário. O investigador continuou até atingir o número desejado. A escolha desta técnica deveu-se à natureza não planeada das nossas comunidades rurais em termos de arranjo de edifícios e redes de estradas, e à ausência de uma estrutura de amostragem actualizada e abrangente, devido aos factores de impulso da migração rural-urbana na Nigéria. Assim, foram administradas cópias do questionário a trezentos (300) membros adultos do público rural (com 18 anos ou mais). Por exemplo, sessenta (60) questionários ou inquiridos por comunidade multiplicados por cinco (5) comunidades, perfazendo um total de trezentos (300) inquiridos na zona rural. Isto, juntamente com os 300 inquiridos iniciais da zona urbana (município de Owerri), elevou a dimensão da amostra deste estudo para 600. Os inquiridos foram selecionados de forma a que as categorias dentro de cada género estivessem adequadamente representadas (isto é, casados e solteiros, adultos do sexo masculino e feminino, etc.). A lista de LGAs, comunidades e aldeias/ruas selecionadas é apresentada no Quadro II abaixo;

Quadro 11: Lista de cidades e aldeias selecionadas nos municípios de Owerri e Aboh Mbaise LGAs do Estado de Imo.

LGAs	COMMUNITIES	VILLAGES/STREETS	NO. OF RESPONDENTS
Owerri Municipal (Urban)	Amawom	World Bank Estate	100
	Umuororonjo	Ikenegbu Layout	100
	Umuodu	Wetheral	100 n=300
Aboh Mbaise (Rural)	Enyi-ogugu	Osina	60
	Ibeku	Oborji	60
	Lorji	Eziala	60
	Nguru-nweke	Egbelu	60
	Umuhu	Eziala-umuhu	60 n=300
Total	8 Communities	8 Villages/Street	n=600

Foram adoptadas técnicas de amostragem não probabilísticas, de tipo purposivo e snow-ball, para selecionar uma média de dois (2) praticantes de medicina ortodoxa e dois (2) praticantes de fitoterapia que foram entrevistados. Este número foi considerado representativo dos poucos casos disponíveis e desejados da população em estudo. Um mínimo de oito (8) inquiridos do sexo masculino e feminino foram escolhidos propositadamente nas áreas de estudo como participantes nas discussões dos grupos de centragem. Pretendia-se assim assegurar a representação do género, da educação e da profissão entre os participantes. Dois (2) funcionários da NAFDAC na área de estudo foram selecionados propositadamente para este estudo, tendo-lhes sido aplicado o questionário IDI para obter dados relevantes.

3.7 Instrumentos de recolha de dados

O questionário é o instrumento principal para a recolha de dados quantitativos neste estudo. O questionário estava dividido em seis (6) secções: a Secção A continha informações sobre os antecedentes dos inquiridos; a Secção B procurava obter informações sobre a disponibilidade e acessibilidade da fitoterapia nos municípios de Aboh Mbaise e Owerri. As secções C e D foram concebidas para obter dos inquiridos informações sobre a perceção do papel dos medicamentos à base de plantas na prestação de cuidados de saúde e sobre os factores responsáveis por essa perceção, respetivamente. A Secção E obteve informações sobre os riscos e benefícios da fitoterapia e, por último, a Secção F foi concebida para obter dados sobre a forma como a fitoterapia pode ser melhorada para satisfazer as necessidades de cuidados de saúde dos LGAs municipais de Aboh Mbaise e Owerri.

O investigador também utilizou guias de entrevista em profundidade (IDI) e de discussão de grupo de foco (FGD) para obter dados qualitativos da população de estudo escolhida para apoiar os dados quantitativos. Estes instrumentos deram aos inquiridos a oportunidade de se exprimirem livremente em resposta às perguntas que foram cuidadosamente estruturadas em torno dos objectivos do estudo. Um guia IDI separado, cuidadosamente planeado, foi administrado ao pessoal da NAFDAC e aos praticantes de medicina herbal e ortodoxa, que foram selecionados propositadamente devido às suas posições e à informação de que dispunham. Por sua vez, o guia do FGD foi administrado ao público que não fazia parte dos inquiridos do questionário.

3.8 Administração dos instrumentos

O investigador organizou duas (2) sessões de formação para dois (2) estudantes de pós-graduação em Sociologia, que ajudaram a administrar os questionários e a conduzir os FGDs e IDIs. Este número foi considerado adequado tendo em conta o número de inquiridos envolvidos, os fundos à disposição do investigador e também devido ao facto de os assistentes de investigação, enquanto estudantes de pós-graduação, estarem familiarizados com a ética da investigação social. Com a ajuda dos assistentes de investigação, o investigador aplicou o questionário à população-alvo.

Os questionários foram administrados ao público nas suas casas, bem como em locais onde passam todo ou parte do seu dia. No entanto, a zona rural colocou alguns desafios que levaram à utilização de chefes de aldeia e de alguns líderes religiosos que tinham um bom conhecimento das pessoas, da língua, da cultura e do terreno da zona, como assistentes ad hoc que ajudaram a fazer chegar os questionários à população-alvo no seu meio. O investigador localizou os praticantes de medicina herbal através de um processo de bola de neve.

3.9 Método de análise de dados

Os IDIs e as FGDs foram gravados em cassete e transcritos na íntegra. Foi assegurada uma interpretação adequada das declarações dos inquiridos e as declarações que se verificou terem importância ou conotações contextuais foram extraídas e utilizadas como excertos para apoiar os dados estatísticos. As respostas ao questionário foram analisadas utilizando o Statistical Package for Social Sciences (SPSS). As respostas foram expressas em tabelas de distribuição de frequências; foram utilizadas tabelas cruzadas para determinar a relação entre as variáveis. O qui-quadrado foi utilizado para testar as hipóteses, enquanto a análise de regressão foi utilizada para prever o efeito de algumas das variáveis independentes nas variáveis dependentes selecionadas. Isto permitiu ao investigador fazer algumas recomendações úteis aos decisores políticos.

CAPÍTULO 4

Análise e apresentação de dados
4.0 Introdução

Os dados para este estudo foram recolhidos entre outubro de 2014 e janeiro de 2015, utilizando instrumentos quantitativos (questionários) e qualitativos (FGD e IDI); foi administrado um conjunto uniforme de questionários a um total de seiscentos (600) membros adultos do público (com 18 anos ou mais) numa zona rural e numa zona urbana do estado de Imo escolhidas para o estudo (Aboh Mbaise e Owerri Municipal LGAs).

No total, não foram contabilizados vinte e três (23) questionários da zona rural, que incluíam os que não estavam corretamente preenchidos e os que não puderam ser recuperados por alguns dos chefes de aldeia e líderes religiosos. Por conseguinte, quinhentos e setenta e sete (577) questionários foram considerados válidos para análise.

Foram aplicados três conjuntos diferentes de Guias de Entrevistas Aprofundadas a três categorias diferentes de participantes (um médico especialista em plantas medicinais, um médico especialista em medicina ortodoxa e um funcionário da NAFDAC) numa base presencial.

Os resultados das análises quantitativas e qualitativas do estudo foram apresentados em conjunto. Os dados qualitativos foram utilizados para apoiar e elucidar os dados quantitativos.

A apresentação dos resultados foi feita em secções; a primeira secção abrange as principais variáveis sociodemográficas, enquanto as secções subsequentes apresentam variáveis sobre questões substantivas do estudo, mostrando o conhecimento sobre a disponibilidade e acessibilidade dos medicamentos à base de plantas, a perceção dos benefícios e riscos associados aos medicamentos à base de plantas, os factores que explicam o modo de perceção dos medicamentos à base de plantas e as formas de melhorar a perceção pública dos medicamentos à base de plantas.

Estes são apresentados utilizando percentagens, tabelas de frequência, qui-quadrado e análise de regressão múltipla. Em seguida, procedeu-se ao teste das hipóteses. Foram feitas tentativas para destacar pontos de vista e experiências comuns, bem como pontos de vista divergentes entre todas as categorias de inquiridos após cada tema principal.

4.1 Análise e apresentação de dados
4.1.1 Caraterísticas sócio-demográficas (antecedentes) dos inquiridos

Esta secção trata da análise das caraterísticas sociodemográficas dos inquiridos na área de estudo. As variáveis de interesse incluem a idade, o sexo, o estado civil, a localização, a filiação religiosa, o nível de escolaridade, o rendimento e a ocupação dos inquiridos. Os pormenores são apresentados no quadro 1 abaixo.

Tabela 1: Distribuição dos inquiridos por caraterísticas sociodemográficas (n=577)

	Variables	Frequency	Percent
Distribution of respondents by sex	Male	278	48.2
	Female	299	51.8
	Total	577	100.0
Distribution of respondents by age	18-22	210	36.4
	23-27	110	19.1
	28-32	50	8.7
	33-37	44	7.6
	38-42	27	4.7
	43-47	30	5.2
	48-52	33	5.7
	53-57	62	10.7
	58 and above	11	1.9
	Total	577	100.0
Distribution of respondents by marital status	Never married	320	55.5
	Married/living together	157	27.2
	Married not living together	37	6.4
	Separated	20	3.5
	Divorced	19	3.3
	Widowed	24	4.2
	Total	577	100.0
Distribution of respondents by level of educational attainment	None	49	8.5
	Completed primary	53	9.2
	Completed secondary	197	34.1
	Tertiary	278	48.2
	Total	577	100.0
Distribution of respondents by occupation	Professionals	115	19.9
	Civil service	92	15.9
	Self employed	127	22.0
	Business/Trading	54	9.4
	Apprentice	28	4.9
	Artisan	24	4.2
	Farming	27	4.7
	Student	106	18.4
	Retiree	2	.3
	Dependent	2	.3
	Total	577	100.0
Distribution of respondents by annual income	N0-N200,000	231	40.0
	N201000-N400,000	111	19.2
	N401000-N600,000	119	20.6
	N601,000-N800,000	73	12.7
	N801,001-N1,000,000	29	5.0
	N1,000,000 and above	14	2.4
	Total	577	100.0
Distribution of respondents by religious affiliation	Catholics	277	48.0
	Protestants	273	47.3
	Islam	6	1.0
	African Traditional religion	21	3.6
	Total	577	100.0
Distribution of respondents by place of residence	Urban	300	51.9
	Rural	277	48.1
	Total	577	100.0

Inquérito realizado, 2015

A Tabela 1 mostra a distribuição dos inquiridos por sexo, idade, estado civil, nível de escolaridade, ocupação, rendimento anual, filiação religiosa e local de residência. O quadro mostra claramente que há mais mulheres (51,8%) do que homens (48,2%) na área em estudo. O quadro indica ainda a presença de uma população maioritariamente jovem na área de estudo, uma vez que os inquiridos com idades compreendidas entre os 18 e os 22 anos e entre os 23 e os 27 anos constituem a maioria, com 36,4% e 19,1%, respetivamente. No entanto, 10,7% dos inquiridos têm idades compreendidas entre os 53 e os 57 anos, seguidos dos 28-32 anos (8,7%), 33-37 anos (7,6%), 38-42 anos (4,7%), 43-47 anos (5,2%), 48-52 anos (5,7%) e os inquiridos com 58 anos ou mais são a minoria, com 1,9%. Um olhar sobre o estado civil dos inquiridos mostra que a maioria (55,5%) dos inquiridos é solteira (nunca casou). Revela ainda que 27,2% dos inquiridos são casados e vivem juntos, enquanto 6,4% dos inquiridos, embora casados, não vivem juntos com o seu cônjuge. Seguem-se os viúvos (4,2%), os separados (3,5%) e os divorciados (3,3%). O quadro 1 mostra ainda que a maioria (48,2%) dos inquiridos atingiu o nível de ensino superior. Seguem-se os inquiridos que concluíram o ensino secundário (34,1%) e os que concluíram o ensino primário (9,2%). No entanto, os inquiridos sem habilitações literárias são uma minoria, com 8,5%.

A tabela mostra que os inquiridos que trabalham por conta própria (22,0%) e os profissionais (19,9%) constituem a maioria dos inquiridos, seguidos pelos estudantes (18,4%), funcionários públicos (15,9%), comerciantes (9,4%), aprendizes (4,9%), agricultores (4,7%) e artesãos (4,2%). Os reformados e os dependentes são uma minoria, constituindo 0,3% dos inquiridos, respetivamente. A tabela mostra também que a maioria (40%) dos inquiridos ganha entre 0 e 200 000 nairas por ano, seguida de 201 000 a 400 000 (19,2%), 401 000 a 600 000 (20,6%), 601 000 a 800 000 (12,7%), 801 000 a 1 000 000 (5,0%) e os inquiridos que ganham um milhão de nairas ou mais por ano são uma minoria, representando 2,4% dos inquiridos. Em termos de filiação religiosa, os inquiridos filiados na religião cristã são a maioria (95,3%), seguidos dos adeptos da religião tradicional (3,6%) e dos crentes da religião islâmica, que são a minoria (1,0%). Por último, a maioria dos inquiridos, 51,9%, reside na zona urbana, enquanto 48,1% dos inquiridos são habitantes de zonas rurais. Este facto deve-se diretamente à taxa de desgaste registada na recolha dos questionários administrados na zona rural (Aboh Mbaise).

4.2 Análise das questões de investigação

Nesta secção, o investigador apresenta a análise das questões de investigação formuladas para orientar este estudo. Os resultados dos instrumentos quantitativos e qualitativos foram comparados de modo a que as áreas de convergência e divergência fossem apontadas de forma sucinta.

4.2.1 Primeira questão de investigação:

"Em que medida estão disponíveis medicamentos à base de plantas em Aboh Mbaise e no município de Owerri do Estado de Imo?" Os itens 9, 10, 11, 12 e 13 do questionário foram formulados para responder à primeira pergunta da investigação. Os resultados são apresentados nos quadros 2, 3 e 4.

Tabela 2: Distribuição dos inquiridos sobre a disponibilidade de medicamentos à base de plantas

Have you ever heard of the term herbal medicine?	*Frequency (F)*	*Percentage (%)*
Yes	525	91.0
No	44	7.6
Don't Know	8	1.4
Total	577	100.0
Which of these is used as herbal medicine in your area?(Multiple Response)	*F*	*%*
Bitter Leaf	309	17.9
Dogo yaro	236	13.6
Scent leaf	263	15.2
Unripe pawpaw	257	14.8
Roots & Barks of Trees	287	16.6
Lemon grass	204	11.8
Traditional Chinese Preparations	132	7.6
All of the Above	43	2.5
Total	1126	100.0

Inquérito de campo 2015

O Quadro 2 indica que a maioria dos inquiridos (91,0%) tem conhecimento da disponibilidade de medicamentos à base de plantas nas áreas de estudo. No entanto, 7,6% dos inquiridos não têm conhecimento da disponibilidade de medicamentos à base de plantas. Os inquiridos identificaram ainda alguns dos medicamentos à base de plantas habitualmente utilizados e disponíveis na área de estudo, incluindo: folha amarga (17,8%), Dogoyaro (13,6%), folha de cheiro (15,2%), papaia verde (14,8%), raízes e cascas de árvores (16,6%), erva-cidreira (11,8%) e Medicamentos Tradicionais Chineses (MTC [7,6%]). Isto mostra um declínio acentuado na utilização de preparações à base de plantas estrangeiras entre a população estudada, exemplificado pela baixa percentagem de inquiridos que identificaram a sua utilização e disponibilidade (MTC). Em suma, a tabela mostra um elevado nível de consciencialização da disponibilidade de medicamentos à base de plantas nas suas formas mais localizadas. Isto é apoiado pelas respostas dos dados qualitativos, um participante do IDI opinou assim;

> ... de facto, existem diferentes categorias e formas de medicamentos à base de plantas que estão disponíveis na nossa sociedade. Temos os importados e os locais. Nos locais, há formas em pó, formas líquidas; formas cosméticas *(pausa)*, todos os tipos. Vêm sob a forma de alimentos, ou seja, os comestíveis. Existem em diferentes formas, por isso depende da pessoa com quem se está a lidar e da categoria de doente a que se destina. (Mulher, funcionária da NAFDAC)

Os dados acima referidos foram ainda corroborados pela maioria dos participantes das discussões dos grupos de centragem nas áreas urbanas e rurais do estudo. Um participante na sessão de DGF masculina realizada na zona urbana coloca a questão da seguinte forma: "O produto de limpeza Goko é bastante popular para mim, quase toda a gente o utiliza.

Também temos uma mistura de ervas a *sete chaves* aqui em Owerri" (Homem, 31 anos, Empresário).

Um participante de uma DGF rural afirmou: "Onugbu (folha amarga) é um medicamento à base de plantas muito potente e utilizamo-lo aqui; nchuanwu (folha de cheiro) também é outro medicamento à base de plantas muito ativo e disponível nesta comunidade" (Mulher, 51 anos, comerciante). Isto indica uma disponibilidade e utilização generalizada de medicamentos à base de plantas em toda a área de estudo, uma vez que muitos dos participantes dos FGDs narraram histórias de como os medicamentos à base de plantas têm sido eficazes no tratamento de diferentes formas de doença na sociedade. Uma participante feminina do FGD na zona rural contou

> ... como hoje é Domingo, o meu bebé está doente e eu não fui à igreja. Então, fui ao mato e apanhei nchuanwu (folha de cheiro). Espremi a folha e bombeei a substância líquida da folha para o corpo dele, através do reto. Assim que fiz isso, ele expeliu algumas fezes pesadas, como podem ver agora, o meu bebé está bem. (Mulher, 31 anos, artesã)

Tabela 3: Opinião dos inquiridos sobre a disponibilidade de centros de medicina herbal

Are there Herbal Medical Centres in your Community?	*Frequency (F)*	*Percentage (%)*
Yes	475	82.3
No	46	8.0
Don't Know	56	9.7
Total	577	100.0

If yes, have you ever visited any of them?	*F*	*%*
Yes	170	29.5
No	305	52.9
Not Applicable	102	17.7
Total	577	100.0

Inquérito de campo 2015

O Quadro 3 indica que a maioria (82,3%) dos inquiridos concordou com o facto de existirem Centros de Medicina Herbal (CMH) na área de estudo. No entanto, uma proporção significativa (52,9%) ainda não visitou estes centros, uma vez que apenas 29,5% indicaram que já visitaram HMCs.

A tabela também mostra que 8,0% dos inquiridos são da opinião de que não existem HMCs na área de estudo, uma vez que 9,7% afirmaram que não sabem se existem ou não.

Isto mostra que, apesar da disponibilidade de HMCs na área de estudo, o patrocínio continua a ser um grande desafio, uma vez que muitas das pessoas que utilizam preparações à base de plantas fazem-no sem receita médica adequada, devido ao facto de estas preparações serem úteis devido à sua disponibilidade no ambiente. Os dados do IDI realizado com um funcionário da NAFDAC confirmam a existência de HMCs na área de estudo, como afirmou o inquirido;

> ... pelo que fazemos enquanto agência, trabalhamos muito com eles e até os sancionamos quando necessário. Registamos os seus produtos, fazemos inspecções de rotina, vigilância, realizamos rusgas e, em geral, sancionamo-los quando as coisas vão contra o que se espera deles. (Mulher, funcionária da NAFDAC)

Os dados do IDI realizado com um profissional de medicina herbal (HMP) revelam a existência de HMCs na área de estudo, mas com um nível mínimo de patrocínio. O médico diz o seguinte

> As pessoas passam a acreditar na medicina herbal quando os medicamentos ortodoxos as desiludem. Mas, se estiverem doentes numa primeira fase e lhes falarmos em fitoterapia, elas comportam-se de alguma forma. Mas depois de terem desperdiçado dinheiro e tempo, agora vêm ter connosco para se tratarem, e sabem que somos muito acessíveis *(risos)*. (Homem, 46 anos, HMP)

Todos os participantes nas DGF afirmaram que existem HMCs na área de estudo, mas apenas alguns deles visitaram algum.

Este facto demonstra um elevado nível de consonância entre os dados quantitativos e qualitativos.

Quadro 4: Opinião dos inquiridos sobre a categoria da população que visita mais frequentemente os HMC

In your view, which of these population category visits HMCs more often in your community?	*Frequency (F)*	*Percentage (%)*
The Elderly	456	79.0
The Youth	57	9.9
Children	32	5.5
Strangers	28	4.9
All of them	4	7
Total	577	100

Inquérito realizado, 2015

O Quadro 4 mostra que a maioria (79,0%) dos inquiridos declarou que os idosos são os que mais visitam os HMC na área de estudo. Seguem-se os jovens (9,9%), as crianças (5,5%) e os desconhecidos (4,9%). No entanto, 7% dos inquiridos indicaram que todas as categorias acima mencionadas visitam os HMC. Conclui-se, portanto, que os medicamentos à base de plantas e os HMCs gozam de um maior patrocínio por parte da categoria da população mais idosa na área de estudo.

4.2.2 Segunda questão de investigação:

"Em que medida é que a medicina herbal é acessível em Aboh Mbaise e Owerri municipal LGAs do Estado de Imo?" Os itens 14, 15, 16 e 17 do questionário foram formulados para responder à segunda pergunta da investigação. Os resultados são apresentados nos quadros 5, 6 e 7.

Quadro 5: Opinião dos inquiridos sobre a sua primeira opção de saúde durante a doença

When you are sick, which of these is likely to be your first health option?	*Frequency (F)*	*Percentage (%)*
Roots and Plants Extracts	58	10.1
Consult a Medical Doctor	223	38.6
Visit a Herbalist	67	11.6
Take Chinese Herbal Medicine	41	7.1
Visit a Chemist Shop	188	32.6
Total	577	100

Inquérito de campo 2015

A maioria (38,6%) dos inquiridos, como mostra o quadro 5 acima, indicou que consultaria um médico como primeira opção de saúde no caso de ficar doente. Um número significativo (32,6%) dos inquiridos optará por uma farmácia como primeira opção de saúde; uma farmácia é um dispensário local de medicamentos, normalmente gerido por pessoal não qualificado que vende medicamentos às pessoas como meio de subsistência. Os inquiridos que afirmaram que visitariam um ervanário constituíam 11,6% da população do estudo, 10,1% opinaram que tomariam raízes e extractos de plantas. No entanto, alguns dos inquiridos (7,1%) afirmaram que tomariam medicamentos chineses à base de plantas. Este facto corrobora as afirmações anteriores dos inquiridos, indicando uma baixa frequência dos HMC, mas uma elevada taxa de utilização e aceitação de medicamentos à base de plantas. O IDI com um médico ortodoxo revelou que muitas pessoas preferem consultá-los primeiro (médicos ortodoxos) devido à "sofisticação e precisão do diagnóstico". O inquirido do IDI coloca a questão da seguinte forma;

> Não se pode comparar o nosso modo de tratamento com o dos praticantes de fitoterapia; somos treinados para sermos rigorosos no nosso diagnóstico. É por isso que primeiro submetemos os nossos doentes a análises laboratoriais antes de iniciarmos o tratamento definitivo. A nossa prática é normalizada e é essa a vantagem que temos em relação aos nossos colegas que se dedicam à fitoterapia... (Homem, 52 anos, Médico)

Isto é ainda apoiado pelas opiniões de alguns dos participantes dos FGDs que afirmaram que consultam primeiro os seus médicos sempre que ficam doentes. Um dos participantes urbanos do GFD afirmou: "A única coisa que me vem à cabeça quando fico doente é a medicina ortodoxa... Penso que os medicamentos à base de plantas não são suficientemente seguros" (Homem, 42 anos, funcionário público). Em contraste com este ponto de vista, um participante de um FGD rural afirmou

> De facto, sou mais velha do que todos eles aqui, por isso posso dizer-vos que já usei ervas muitas vezes e ainda não me falharam. Porque é que hei-de desperdiçar dinheiro em medicina ortodoxa quando posso facilmente usar as ervas que tenho aqui no mato para me tratar?

Os dados acima referidos revelam claramente o nível de acesso aos medicamentos à base de plantas nas zonas rurais, o que pode ser explicado por factores socioeconómicos e culturais que impedem o acesso das pessoas à medicina moderna. Um funcionário da NAFDAC resumiu-o nas seguintes palavras

> Para mim, acho que tem a ver com o nível de literacia... é a minha própria ideia, porque estes profissionais de saúde estão a trabalhar sem um diagnóstico adequado... tendem a trabalhar às cegas, ao contrário dos médicos ortodoxos que quererão realizar investigações laboratoriais e depois diagnosticar corretamente a causa da doença. Por isso, pessoalmente, não gostaria de recorrer a um médico especialista em ervas para obter tratamento... é a minha

opinião pessoal. (Mulher, funcionária da NAFDAC)

Em resposta à alegação de não diagnóstico antes do tratamento, um profissional de medicina herbal apresentou;

> ...fazemos tudo o que os médicos ortodoxos fazem e ainda mais. A diferença fundamental é que tratamos com ervas, que são muito naturais. Já lá vai o tempo em que os médicos especialistas em ervas faziam "tentativa e erro", nós utilizamos a tecnologia moderna para determinar o que pode estar errado com os nossos doentes antes de os tratar.

Tabela 6: Opinião dos inquiridos sobre o que significa para eles a acessibilidade dos medicamentos à base de plantas

When we say herbal medicines are accessible, what exactly does it mean to you?	Frequency (F)	Percentage (%)
Cheap	188	32.6
Poor Quality	37	6.4
Low Standard	54	9.4
Common in the Society	269	46.6
Grossly Abused	29	5.0
Total	577	100

Inquérito de campo 2015

A Tabela 6 mostra claramente que a maioria (46,6%) dos inquiridos afirmou que o termo acessibilidade dos medicamentos à base de plantas significa que os medicamentos à base de plantas são "comuns na sociedade". No entanto, 32,6% dos inquiridos afirmaram que o termo conota que os medicamentos à base de plantas são "baratos". Outros indicaram que o termo acessibilidade dos medicamentos à base de plantas implica que estes são de "baixo nível" (9,4%), de "má qualidade" (6,4%) e "muito abusados" (5,0%). Isto significa, portanto, que os medicamentos à base de plantas são preparações medicamentosas de origem comum na sociedade, com o objetivo de tratar doenças. Os dados qualitativos corroboram as conclusões dos dados quantitativos, segundo a opinião de um inquirido da NAFDAC;

> Os medicamentos à base de plantas são muito acessíveis, e dizemos isto devido ao seu custo... é rentável e facilmente disponível. As pessoas tendem a optar mais por medicamentos à base de plantas porque há menos stress ao consultar estes profissionais. As pessoas acorrem às suas instalações para se medicarem e, na maioria das vezes, preferem-nos porque comunicam melhor com eles, uma vez que a maior parte destes médicos são locais. Assim, o cidadão comum sente-se à vontade para se dirigir aos médicos especialistas em fitoterapia para obter soluções para os seus problemas de saúde. Por isso,

são mais acessíveis do que os médicos ortodoxos. (Mulher, funcionária da NAFDAC)

Os dados das discussões dos grupos de centragem também revelam que a acessibilidade dos medicamentos à base de plantas depende de factores como o custo e a disponibilidade no ambiente imediato, o que torna os medicamentos à base de plantas úteis e uma opção de saúde óbvia.

Quadro 7: Opinião dos inquiridos sobre o facto de os medicamentos à base de plantas serem acessíveis na sua comunidade

Do you agree that herbal medicines are accessible in your community?	*Frequency (F)*	*Percentage (%)*
Strongly disagree	29	5.0
Disagree	73	12.7
Undecided	103	17.9
Agree	314	54.4
Strongly agree	58	10.1
Total	577	100

Inquérito de campo 2015

A Tabela 7 mostra que a maioria (54,4%) dos inquiridos concorda que os medicamentos à base de plantas são acessíveis na sua comunidade. O quadro indica ainda que alguns (17,9%) inquiridos estão indecisos quanto à acessibilidade dos medicamentos à base de plantas na comunidade. Seguem-se 12,7% dos inquiridos que discordam que os medicamentos à base de plantas sejam acessíveis. No entanto, uma análise do quadro revela que os inquiridos que concordam fortemente e os que discordam fortemente representam 10,1% e 5,0% dos inquiridos, respetivamente. Conclui-se, portanto, que os medicamentos à base de plantas são efetivamente acessíveis na área em estudo. Os dados dos instrumentos qualitativos corroboram largamente esta conclusão.

4.2.3 Terceira questão de investigação:

"Qual é a perceção da medicina herbácea em Aboh Mbaise e Owerri municipal LGAs do Estado de Imo?" Os itens 18, 19, 20 e 21 do questionário foram formulados para responder à terceira pergunta da investigação. Os resultados são apresentados nos quadros 8 e 9.

Quadro 8: Perceção dos inquiridos sobre os medicamentos à base de plantas

Have you ever used Herbal Medicine?	*Frequency (F)*	*Percentage (%)*
Yes	309	53.6

No	268	46.4
Total	577	100.0
What words or phrase come to your mind when you hear Herbal Medicine?	*F*	*%*
Natural/Nature	313	54.2
Alternative Medicine	102	17.7
Easily Available	95	16.5
Have stood the test of time	19	3.3
Unsafe/Risky	16	2.8
Don't need to see a Doctor	12	2.1
Expensive	3	.5
Safe/Beneficial	9	1.6
Cheap	8	1.4
Total	577	100.0

Inquérito de campo 2015

O Quadro 8 mostra que 53,6% dos inquiridos utilizaram medicamentos à base de plantas na área de estudo. No entanto, alguns (46,4%) dos inquiridos indicaram que nunca utilizaram medicamentos à base de plantas. O quadro apresenta ainda a perceção dos inquiridos sobre os medicamentos à base de plantas, uma vez que a maioria (54,2%) indicou que considera os medicamentos à base de plantas como medicamentos "naturais", sem quaisquer efeitos secundários. Este facto é corroborado pela afirmação da maioria dos participantes nos FGD, do profissional de fitoterapia e de um funcionário da NAFDAC. Um participante urbano do FGD afirmou: "Quando ouço falar de medicamentos à base de plantas, o que me vem à cabeça é que a natureza chegou, porque 90% do que contém é natural" (Homem, 35 anos, funcionário público). Isto foi ainda corroborado pela afirmação de um inquirido do IDI, que afirmou o seguinte: "Quando ouço falar de ervas, penso em produtos naturais. Coisas que não são químicas... bem, não sintéticas, que são da natureza. É essa a minha opinião geral sobre as ervas" (Mulher, funcionária da NAFDAC). A tabela também mostra que 17,7% dos inquiridos vêem os medicamentos à base de plantas como medicamentos alternativos, 16,5% dizem que os consideram medicamentos facilmente disponíveis, 3,3% indicaram que as ervas são medicamentos que resistiram ao teste do tempo, 2,8% afirmaram que consideram os medicamentos à base de plantas inseguros/risco, 2,1% dizem que os medicamentos à base de plantas são medicamentos que tomam sem necessariamente consultar um médico. Finalmente, 1,6%, 1,4% e 0,5% dos inquiridos consideram os medicamentos à base de plantas seguros/benefícios, baratos e caros, respetivamente. Uma participante urbana do FGD, no entanto, apresenta uma visão totalmente divergente quando opina assim;

> ...quando ouço falar de fitoterapia, penso que são medicamentos produzidos por "pessoas menos letradas", lamento dizê-lo... porque repara que dizem que um determinado medicamento à base de plantas serve para curar a malária, a gonorreia, o estafilococo, etc. 1 pergunto a mim próprio: será que isso é mesmo possível? (Mulher, 3O anos, professora)

Apesar do argumento anterior, os resultados dos dados qualitativos e quantitativos mostram que a maioria dos inquiridos tem uma perceção positiva dos medicamentos à base de plantas.

Quadro 9: Opinião dos inquiridos sobre o papel dos medicamentos à base de plantas na sua comunidade

In your view, do herbal medicines play important roles in your community?	*Frequency (F)*	*Percentage (%)*
Yes	457	79.2
No	59	10.2
Don't Know	61	10.6
Total	577	100.0
If yes, which of these best captures its role?	*F*	*%*
Preventive Medicine	105	18.2
Curative Medicine	235	40.7
Complementary Medicine	45	7.8
Alternative Medicine	57	9.8
All of the Above	15	2.6
Not Applicable	120	20.8
Total	577	100

Inquérito de campo 2015

A Tabela 9 mostra que 79,2% dos inquiridos, que constituem uma maioria esmagadora, concordaram que os medicamentos à base de plantas desempenham um papel importante na saúde da sua comunidade. Seguem-se 10,2% dos participantes no estudo que indicaram que os medicamentos à base de plantas não desempenham um papel importante na saúde da sua comunidade. Isto mostra, portanto, que os medicamentos à base de plantas desempenham um papel importante nos sistemas de saúde das pessoas na área de estudo. A tabela mostra ainda que 40,7% dos inquiridos que concordaram que os medicamentos à base de plantas desempenham papéis importantes na saúde, indicaram que os medicamentos à base de plantas desempenham papéis curativos no sistema de saúde. No entanto, 18,2% referiram que servem como medicina preventiva, 9,8% afirmaram que representam uma medicina alternativa, 7,8% identificaram o seu papel como complementar no sistema de saúde e 2,6% afirmaram que desempenham todos os papéis acima mencionados nos sistemas de saúde da sua comunidade. Os dados obtidos a partir dos instrumentos qualitativos apoiam as conclusões do quadro acima. Um inquirido do IDI opinou: "Meu irmão, desempenha um papel muito importante... as pessoas vêm sempre para o fazer e funciona muito bem, funciona como magia" (Homem, 46 anos, HMP). Este facto é ainda corroborado pela afirmação de um participante de um FGD rural que declarou: "Sei que os medicamentos à base de plantas são muito importantes, especialmente na área da fisioterapia, os medicamentos à base de plantas são muito úteis nas comunidades" (Mulher, 31 anos, trabalhadora independente). Outro inquirido do IDI afirmou o seguinte: "Os medicamentos à base de plantas, como qualquer outra forma de medicamentos, desempenham um papel importante na saúde das pessoas, o único problema é que as pessoas os tomam sem um diagnóstico ou prescrição adequados..." (Homem, 52 anos, médico).

4.2.4 Quarta questão de investigação:

"Que factores afectam ou explicam o modo de perceção da medicina herbal em Aboh Mbaise e Owerri municipal LGAs do Estado de Imo?"

Os itens 22 e 23 do questionário foram formulados para responder à quarta pergunta de investigação. Os resultados são apresentados no quadro 10.

Quadro 10: Factores que explicam o modo de perceção

Below are possible sources of information about herbal medicine, which one have you personally used to obtain information about herbal medicine? *Tick all that apply*	*Frequency (F)*	*Percentage (%)*
Family	263	15.2
Friends/Colleagues/Workmates	225	13.0
Community Pharmacists/Chemists	134	7.7
Herbal Practitioners	252	14.6
Sales persons in a herbal medicine store	166	9.6
Magazines/Books/Television/Radio	273	15.8

Leaflets in a herbal medicine pack	167	9.6
Orthodox Doctors/Nurses	137	7.9
Printed materials from ministry of health	81	4.7
Regulatory Agencies	11	.6
Internet	11	.6
Don't Know	11	.6
Total	1731	100

Inquérito de campo 2015

O quadro 10 mostra claramente as fontes de informação sobre a fitoterapia, que também ajudam a formar a perceção da mesma. Foi pedido aos inquiridos que assinalassem todas as que se lhes aplicassem. Assim, os meios de comunicação social, representados por revistas/livros/televisão e rádio, com 15,8% do total de respostas múltiplas, constituem a principal fonte de informação sobre medicamentos à base de plantas. Seguem-se os membros da família (15,2%), os médicos especialistas em fitoterapia (14,6%), os amigos/colegas/colegas de trabalho (13,0%), os vendedores das lojas de fitoterapia (9,6%), os folhetos das embalagens de fitoterapia (9,6%), os médicos/enfermeiros ortodoxos (7,9%), os farmacêuticos/químicos comunitários (7,7%) e os materiais impressos do Ministério da Saúde (4,7%). As agências reguladoras e a Internet representam 0,6%, respetivamente. Os dados obtidos a partir dos instrumentos qualitativos revelaram factores mais profundos que moldam a perceção dos medicamentos à base de plantas na população estudada. Um inquirido do IDI afirmou

O fator que molda a minha atitude em relação aos medicamentos à base de plantas, diria que é o meu nível de exposição e depois a minha qualificação educacional... Tive o privilégio de ser exposto ao nível primário, secundário e terciário, até ao nível de doutoramento. Depois de ter passado por estes níveis, sei que não posso pegar em qualquer medicamento e usá-lo apenas para me curar ou tratar de qualquer doença. Mesmo que tenha de recorrer a um medicamento à base de plantas, tenho de fazer um diagnóstico correto e depois certificar-me do medicamento à base de plantas. Ter a certeza dos componentes... sabe... ter a certeza de tudo sobre o medicamento antes de poder confiar nele. Porque alguns destes medicamentos à base de plantas, mesmo quando os registamos para as pessoas, obrigamo-las a declarar no produto que "estas alegações não foram avaliadas pela NAFDAC". Embora alguns tenham sido submetidos a ensaios com animais experimentais, sabemos que sim, que foram submetidos a ensaios. Mas para aqueles que têm (pausa)... uma declaração de exoneração de responsabilidade, esses não foram submetidos a quaisquer ensaios.

(Mulher, funcionária da NAFDAC) Os participantes na sessão de discussão dos grupos de centragem identificaram factores como a cultura, o nível de escolaridade, a experiência pessoal, o acesso a cuidados de saúde ortodoxos, o contexto familiar e o custo como preditores da perceção dos medicamentos à base de plantas na área de estudo.

4.2.5 Pergunta de investigação cinco: "Quais são os riscos percebidos associados à medicina à base de plantas em Aboh Mbaise e Owerri municipal LGAs do Estado de Imo?" Os itens 24, 25, 26 e 27 do questionário foram formulados para responder à quinta pergunta de investigação. Os resultados são apresentados nos quadros 11 e 12.

Quadro 11: Opinião dos inquiridos sobre a perceção dos riscos dos medicamentos à base de plantas

Do you think Herbal Medicines are Risky?	*Frequency (F)*	*Percentage (%)*
Yes	221	38.3
No	286	49.6
Don't Know	70	12.1
Total	577	100.0
Which of these statements, if any, most closely reflect your opinion about herbal medicines?	*F*	*%*
The benefits of herbal medicine far outweigh the risks	211	36.6
The benefits of herbal medicine slightly outweigh the risks	125	21.7
The benefits and risks of herbal medicine are about the same	117	20.3
The risks of herbal medicine slightly outweigh the benefits	29	5.0
The risks of herbal medicine far outweigh the benefits	73	12.7
There are no risks of herbal medicine	22	3.8
Total	577	100

Inquérito de campo 2015

O Quadro 11 mostra que 49,6% dos inquiridos indicaram que os medicamentos à base de plantas não são arriscados; no entanto, 38,3% dos inquiridos pensam o contrário, pois afirmam que os medicamentos à base de plantas são arriscados. Seguem-se 12,1% dos inquiridos que opinaram que não sabem se os medicamentos à base de plantas são ou não arriscados. A tabela mostra ainda que 36,6% dos participantes no estudo afirmaram que "os benefícios dos medicamentos à base de plantas superam de longe os riscos". Os inquiridos que indicaram que os benefícios da fitoterapia superam ligeiramente os riscos são 21,7%, seguidos de 20,3% dos que afirmaram que os benefícios e os riscos da fitoterapia são praticamente os mesmos. Uma análise do quadro mostra claramente que 12,7% dos inquiridos indicaram que os riscos da fitoterapia ultrapassam largamente os benefícios; seguem-se 5,0% dos inquiridos que referiram que os riscos da fitoterapia ultrapassam ligeiramente os benefícios. Por último, 3,8% dos inquiridos são da opinião de que "não existem riscos com a medicina à base de plantas". Os dados do IDI realizado com um funcionário da NAFDAC revelaram que a questão dos riscos associados aos medicamentos à base de plantas é relativa e específica do produto. O inquirido afirmou o seguinte;

> ... a resposta é relativa porque depende do que é o produto
> à base de plantas, ou seja, depende do produto à base de
> plantas em questão. A única coisa que posso dizer é que
> os produtos não são muito bem investigados através da
> realização de ensaios médicos ou clínicos sobre eles. É
> natural que haja riscos, muitos riscos associados a eles.
> Porque só quando se produz um produto e o submetemos
> a ensaios médicos é que se pode falar dos riscos desse
> produto e, se os praticantes de fitoterapia não atingiram
> esse patamar, começa a dizer-se que há muitos riscos.
> (Mulher, funcionária da NAFDAC)

Um médico especialista em fitoterapia afirmou o seguinte: "os medicamentos à base de plantas, tal como qualquer outro medicamento, podem ser arriscados quando administrados por charlatães ou mal utilizados pelas pessoas" (Homem, 46 anos, HMP). Um participante de um FGD urbano afirmou o seguinte: "O risco dos medicamentos à base de plantas é o excesso de dosagem, muitos destes medicamentos à base de plantas não têm uma dosagem especificada. Por isso, quando as pessoas os tomam, podem ser afectadas negativamente" (Homem, 51 anos, funcionário público).

Quadro 12: Opinião dos inquiridos sobre o nível de segurança dos medicamentos à base de plantas

How safe or unsafe do you think herbal medicines are?	*Frequency (F)*	*Percentage (%)*
Very Safe	71	12.3
Fairly Safe	217	37.6
Not Very Safe	69	12.0
Not at all Safe	66	11.4
It Depends	149	25.8
Don't Know	5	.9
Total	577	100

A Tabela 12 mostra que 37,6% dos inquiridos indicaram que os medicamentos à base de plantas são razoavelmente seguros, seguidos de 25,8% que observaram que a segurança dos medicamentos à base de plantas depende de vários factores (i.e. nível de alfabetização dos profissionais). No entanto, os que acreditam que os medicamentos à base de plantas são muito seguros representam 12,3% da população do estudo, 12,0% não são muito seguros, 11,4% não são de todo seguros e os que não sabem se os medicamentos à base de plantas são seguros ou não, representam 0,9% dos inquiridos. Isto mostra que os medicamentos à base de plantas são considerados relativamente seguros na área de estudo.

4.2.6 Sexta questão de investigação:

"Quais são os benefícios percebidos associados à medicina herbal em Aboh Mbaise e Owerri municipal LGAs do Estado de Imo?" Os itens 28 e 29 do questionário foram formulados para responder à sexta pergunta da investigação. Os resultados são apresentados nos quadros 13 e 14.

Quadro 13: Opinião dos inquiridos sobre os benefícios dos medicamentos à base de plantas

Do you think Herbal Medicines are beneficial?	*Frequency (F)*	*Percentage (%)*
Yes	454	78.7
No	70	12.1
Don't Know	53	9.2
Total	577	100.0

O Quadro 13 mostra claramente que a maioria (78,7%) dos inquiridos afirma que os medicamentos à base de plantas são benéficos, enquanto 12,1% dos inquiridos discordam, afirmando que os medicamentos à base de plantas não são benéficos. No entanto, 9,2% não sabem se os medicamentos à base de plantas são benéficos. Assim, pode inferir-se do quadro acima que os medicamentos à base de plantas são considerados benéficos pela população em estudo. Os dados do instrumento qualitativo apoiam as conclusões acima referidas, uma vez que um inquirido do IDI afirmou: "Beneficiei de medicamentos à base de plantas... como o sabonete de ervas de que lhe falei, são muito bons. Saber que estes são os nossos componentes naturais, que não são produtos químicos sintéticos em si, para mim é um benefício suficiente" (Mulher, funcionária da NAFDAC). Outro participante do GFD corroborou estas conclusões com a seguinte afirmação: "sim, beneficiei indiretamente da medicina herbal. O meu pai estava doente e foi aos médicos ortodoxos, que não conseguiram fazer nada durante semanas. Mas quando foi às ervas, começou a recuperar" (homem, 34 anos, trabalhador por conta própria).

Quadro 14: Análise da opinião dos inquiridos sobre a perceção de segurança dos medicamentos à base de plantas

S/N	For each of these statements, to what extent do you agree or disagree with it?	Strongly Agreed	Agreed	Undecided	Disagreed	Strongly Disagreed	Total Frequency and %
A	Herbal medicines are safe because they are natural	184 (31.9%)	240 (41.6%)	63 (10.9%)	61 (10.6%)	29 (5.0%)	577 (100)
B	When you visit your doctor there is no need to tell them you are taking a herbal drug	44 (7.6%)	74 (12.8%)	69 (12.0%)	279 (48.2%)	112 (19.4%)	577 (100)
C	It is ok to use herbal medicine at the same time with orthodox medicine	40 (6.9%)	80 (13.9%)	98 (17.0%)	252 (43.7%)	107 (18.5%)	577 (100)

Inquérito de campo, 2015

A Tabela 14 mostra que a maioria (73,5%) dos inquiridos considera que os medicamentos à base de plantas são seguros porque são naturais. No entanto, 67,6% dos inquiridos indicaram que é necessário dizer ao médico que estão a tomar um medicamento à base de plantas durante as consultas ou exames médicos, o que é reforçado por 62,2% dos inquiridos que não concordam que não há problema em utilizar medicamentos à base de plantas ao mesmo tempo que os medicamentos ortodoxos. Por conseguinte, pode inferir-se que os inquiridos consideram que a fitoterapia é segura em condições altamente regulamentadas e sem práticas médicas incorrectas, como a automedicação.

4.2.7 Questão de investigação sete

"Como se pode melhorar a perceção pública dos medicamentos à base de plantas em Aboh Mbaise e Owerri, no estado de Imo?" Os itens 30, 31, 32, 33 e 34 do questionário foram formulados para responder à sétima questão de investigação. Os resultados são apresentados nos quadros 15, 16 e 17.

Quadro 15: Opinião dos inquiridos sobre a regulamentação dos medicamentos à base de plantas

Do you think herbal medicines are regulated in your community?	*Frequency (F)*	*Percentage (%)*
Yes	261	45.2
No	150	26.0
Some are, some are not	118	20.5
Don't Know	48	8.3
Total	577	100.0
Which organization, if any, regulates herbal medicine to make it safe for use in your community?	*F*	*%*
Ministry of Health	69	12.0
Nigeria Herbal Medical Association	130	22.5
Manufacturers of Herbal Medicine	64	11.1
NAFDAC	220	38.1
Don't know	94	16.3
Total	577	100

Inquérito de campo 2015

A Tabela 15 mostra que a maioria (45,2%) dos inquiridos afirmou que os medicamentos à base de plantas estão regulamentados na área de estudo, embora 26,0% tenham indicado que os medicamentos à base de plantas não estão regulamentados. A tabela também mostra que 20,5% dos inquiridos indicaram que alguns medicamentos à base de plantas estão regulamentados e outros não. No entanto, 8,3% afirmaram que não sabem se os medicamentos à base de plantas estão ou não regulamentados na área em estudo. A análise do quadro mostra ainda que 38,1% dos inquiridos afirmaram que a NAFDAC regulamenta os medicamentos à base de plantas para os tornar seguros na área de estudo. Seguem-se 22,5% dos inquiridos, que afirmaram que os medicamentos à base de plantas são regulamentados pela Associação Médica de Ervas da Nigéria, 12,0% opinaram que o Ministério da Saúde regulamenta os medicamentos à base de plantas, 11,1% indicaram que os medicamentos à base de plantas são regulamentados pelos fabricantes de medicamentos à base de plantas. No entanto, 16,3% dos inquiridos não sabem qual a organização que regula os medicamentos à base de plantas na área de estudo. Os dados do IDI revelaram que os medicamentos à base de plantas são efetivamente regulamentados pela Organização de Normalização da Nigéria (SON), sendo que a NAFDAC se limita a aplicar as normas. O inquirido coloca a questão da seguinte forma;

> ...temos a Organização de Normalização da Nigéria (SON). São essas pessoas que efetivamente estabelecem as normas e nós (NAFDAC) aplicamos esses regulamentos... têm um papel a desempenhar. Portanto, se estas normas forem estabelecidas, nós agora regulamentamos, asseguramos que os produtores/profissionais de medicamentos à base de plantas trabalham de acordo com essas normas (Mulher, funcionária da NAFDAC)

A maioria dos participantes nas discussões dos grupos de centragem afirmou que os medicamentos à base de plantas são regulados pela NAFDAC, sendo a mesma opinião defendida tanto pelo médico entrevistado como pelo médico. Isto mostra um elevado nível de consciencialização do papel da NAFDAC na regulamentação dos medicamentos entre os participantes no estudo.

Quadro 16: Análise da opinião dos inquiridos sobre a regulamentação dos medicamentos à base de plantas

S/N	For each of these statements, to what extent do you agree or disagree with it?	Strongly Agreed	Agreed	Undecided	Disagreed	Strongly Disagreed	Total Frequency and %
A	It is important that herbal medicines are regulated	235 (40.7%)	266 (46.1%)	38 (6.6%)	29 (5.0%)	9 (1.6%)	577 (100)
B	Herbal medicines should be regulated to the same standard as orthodox medicine	154 (26.7%)	233 (40.4%)	102 (17.7%)	76 (13.2%)	12 (2.1%)	577 (100)

C	There is no need for the regulation of herbal medicines, since they are natural and contain medicinal ingredients	30 (5.2%)	81 (14.0%)	82 (14.2%)	271 (47.5%)	110 (19.1%)	577 (100)

Inquérito de campo, 2015

O Quadro 15 mostra claramente que uma maioria esmagadora (86,8%) dos inquiridos indicou que é importante que os medicamentos à base de plantas sejam regulamentados; mostra ainda que 67,1% dos inquiridos concordaram que os medicamentos à base de plantas devem ser regulamentados de acordo com o mesmo padrão que a medicina ortodoxa. Por fim, o quadro revela que uma maioria significativa (66,6%) dos participantes no estudo discordou que não há necessidade de regulamentar os medicamentos à base de plantas, apesar de serem naturais ou conterem ingredientes medicinais. Esta opinião também corrobora os dados obtidos em todos os instrumentos qualitativos. Por conseguinte, pode inferir-se que os inquiridos concordam que os medicamentos à base de plantas devem ser meticulosamente regulamentados na área em estudo.

Quadro 17: Opinião dos inquiridos sobre a forma de melhorar a perceção pública dos medicamentos à base de plantas

What aspects of regulation could be applied to improve herbal medicines? *Tick all that apply*	*Frequency (F)*	*Percentage (%)*
A check that the ingredients are safe before the product is allowed to be sold	328	18.9
A check that the manufacturer has quality control to ensure the product contains what it says	363	21.0
A leaflet *(as with orthodox medicine)* explaining how to use the product and any likely side effects	402	23.2
A stamp/approval seal on the packaging to show that the product have the regulator's approval	326	18.8
A central body to whom anyone can report any side effects	199	11.5
Don't Know	113	6.5
Total	1731	100.0
Which of these, if any, do you think should be done to improve the status of herbal medicine in your community?	*F*	*%*

Enabling legislations to back the activities of herbal medicine practitioners	170	29.4
Increased funding for research into herbal medicine	265	45.9
Inclusion of herbal medicines into the curriculum of medical and pharmacy students	59	10.2
Enhanced media coverage of herbal medicines	45	7.8
Introduction of Complementary and Alternative Medical practice at all levels of healthcare delivery	38	6.6
Total	577	100

Inquérito de campo 2015

O Quadro 17 enumera as medidas que podem ser adoptadas para melhorar a perceção do público sobre os medicamentos à base de plantas; foi pedido aos inquiridos que assinalassem todas as que se lhes aplicassem. Assim, um folheto *(tal como na medicina ortodoxa)* explicando como usar o produto e quaisquer efeitos secundários prováveis, com 23,2% do total de respostas múltiplas, representa a principal forma de regulamentação que pode ser aplicada para melhorar a perceção do público sobre os medicamentos à base de plantas.

Seguem-se 21,0% que afirmaram que deveria haver uma verificação de que o fabricante tem um controlo de qualidade para garantir que o produto contém o que diz, 18,9% dos inquiridos que afirmaram que deveria haver uma verificação de que os ingredientes são seguros antes de o produto ser autorizado a ser vendido, 18.8% indicaram que deveria haver um carimbo/selo de aprovação na embalagem para mostrar que o produto tem a aprovação do regulador, 11,5% opinaram que deveria haver um organismo central a quem qualquer pessoa pudesse comunicar quaisquer efeitos secundários, e 6,5% afirmaram não saber que aspectos da regulamentação poderiam ser aplicados para melhorar a medicina herbal.

O quadro revela ainda que 45,9% dos inquiridos defendem o aumento do financiamento da investigação no domínio da fitoterapia, 29,4% sugerem a criação de legislação que permita apoiar as actividades dos praticantes de fitoterapia, 10,2% propõem a inclusão do estudo da fitoterapia no currículo dos estudantes de medicina e farmácia, 7,8% opinam que uma maior cobertura mediática da fitoterapia melhorará o seu estatuto.

Por último, 6,6% dos inquiridos consideram que a introdução da prática da medicina complementar e alternativa (MAC) a todos os níveis da prestação de cuidados de saúde melhorará o estatuto da fitoterapia na área em estudo. Os dados do instrumento qualitativo apoiam estas conclusões, embora alguns dos participantes nas discussões dos grupos de centragem tenham defendido uma melhor formação para os profissionais de saúde e uma revisão geral do seu modus operandi, como a documentação adequada das principais descobertas farmacológicas.

4.3 Teste de hipóteses

O investigador testou as três hipóteses postuladas para este estudo. As hipóteses foram reformuladas e testadas da seguinte forma

4.3.1 Hipótese um

"Existe uma relação significativa entre o nível de habilitações literárias e o conhecimento dos benefícios da medicina à base de plantas nas zonas administrativas municipais de Aboh Mbaise e Owerri". Os dados do Quadro 18 constituíram a base para testar a hipótese 1.

Quadro 18: Relação entre o nível de educação e o conhecimento dos benefícios da medicina herbal

What is your educational attainment?	In your own view, do you think herbal medicines are beneficial?				
	Yes	No	Don't know	Total	
None	36	9	4	49	X^2 (6,N=577)
Completed primary	32	16	5	53	= 24.775
Completed secondary	155	25	17	197	P= .000
Tertiary	231	20	27	278	
Total	454	70	53	577	

Verificou-se que o nível de escolaridade é estatisticamente significativo em relação à perceção dos inquiridos sobre os benefícios associados à medicina à base de plantas nas zonas administrativas municipais de Aboh Mbaise e Owerri, com um nível de significância de p=0,000

4.3.2 Hipótese   dois

"Existe uma relação significativa entre a afiliação religiosa e a utilização de medicamentos à base de plantas nas zonas administrativas municipais de Aboh Mbaise e Owerri". Os dados do Quadro 19 constituíram a base para testar a hipótese 2.

Quadro 19: Relação entre a filiação religiosa e a utilização de medicamentos à base de plantas

What is your religious affiliation?	Have you ever used herbal medicine?			
	Yes	No	Total	
Catholics	146	131	277	X^2 (6, N=577) =
Protestants	151	122	273	1.702
Islam	2	4	6	P =.636
African Traditional religion	10	11	21	
Total	309	268	577	

Não foi observada uma relação significativa entre a afiliação religiosa e a utilização de medicamentos à base de plantas, com um valor de p = 0,636.

4.3.3 Hipótese três

"Existe uma relação significativa entre o local de residência e a sensibilização para os riscos associados aos medicamentos à base de plantas nas zonas administrativas municipais de Aboh Mbaise e Owerri"

Quadro 20: Relação entre o local de residência e a consciencialização do risco dos medicamentos à base de plantas

What is your place of residence?	In your own view, do you think herbal medicines are risky?				X^2 (2, N=577) = 11.240 P =.004
	Yes	No	Don't know	Total	
Urban	148	151	37	336	
Rural	73	135	33	241	
Total	221	286	70	577	

Verificou-se que o local de residência tem uma relação estatisticamente significativa com o conhecimento dos riscos associados aos medicamentos à base de plantas, com um nível de significância de p = 0,004.

4.3.4 Análise de regressão múltipla

A análise de regressão foi utilizada a nível multivariado para testar o efeito simultâneo das variáveis independentes nas variáveis dependentes selecionadas. Os resultados são apresentados nos quadros seguintes

Tabela 21: Regressões múltiplas que prevêem a influência das variáveis sócio-demográficas na perceção dos benefícios associados aos medicamentos à base de plantas

	Unstandardized Coefficients		Standardized Coefficients		
	B	Std. Error	Beta	t	Sig
Constant	1.252	.173		7.241	.000
Sex	-.096	.051	-.076	-1.861	.063
Age	-.069	.013	-.280	-5.201	.000
Marital Status	.089	.024	.184	3.724	.000
Education	-.058	.029	-.086	-2.015	.044
Occupation	.012	.010	.047	1.124	.262
Income	.103	.021	.223	4.945	.000
Religion	-.006	.037	-.007	-.167	.867
Place of Residence	.123	.058	.097	2.141	.033

Variável dependente: Benefícios percebidos dos medicamentos à base de plantas

Fonte: Inquérito de campo, 2015

A Tabela 21 mostra que as variáveis independentes são sexo, idade, estado civil, educação, ocupação, rendimento, religião e local de residência, enquanto a variável dependente é a Perceção dos Benefícios dos Medicamentos à Base de Plantas. O resultado da análise de regressão mostra que a idade, o estado civil, a educação, o rendimento e o local de residência foram estatisticamente significativos (p<.000, p<.000, p<.044, p<.000 e p<.033, respetivamente). Isto implica, portanto, que a idade, o estado civil, a educação, o rendimento e o local de residência são bons indicadores da perceção dos benefícios dos medicamentos à base de plantas. Isto pode ser o resultado do elevado nível de disponibilidade e acessibilidade dos medicamentos à base de plantas nas áreas de estudo. Observou-se que o sexo dos inquiridos era marginalmente significativo (p<.063). Isto implica que o sexo dos inquiridos tem um efeito marginal significativo na perceção dos benefícios dos medicamentos à base de plantas.

Quadro 22: Regressões múltiplas que prevêem a influência das variáveis sócio-demográficas na utilização de medicamentos à base de plantas

	Unstandardized Coefficients		Standardized Coefficients		
	B	Std. Error	Beta	T	Sig
Constant	1.149	.139		8.244	.000
Sex	.062	.042	.062	1.500	.134
Age	-.011	.011	-.055	-1.000	.318
Marital Status	-.037	.019	-.097	-.1.926	.055
Education	.049	.023	.092	2.119	.035
Occupation	.011	.008	.055	1.283	.200
Income	.052	.017	.142	3.085	.002
Religion	.013	.030	.018	.427	.669
Place of Residence	-.012	.046	-.012	-.264	.792

Variável dependente: Utilização de medicamentos à base de plantas
Fonte: Inquérito de campo, 2015

A Tabela 22 mostra que as variáveis independentes são sexo, idade, estado civil, educação, ocupação, rendimento, religião e local de residência, enquanto a variável dependente é o Uso de Medicamentos à Base de Plantas. O resultado da análise de regressão mostra que a educação e o rendimento foram estatisticamente significativos (p<.035 e p<.002, respetivamente). Isto implica, portanto, que o nível de educação e o rendimento são bons indicadores da utilização de medicamentos à base de plantas. Isto pode ser o resultado da crescente aceitação e reconhecimento da medicina à base de plantas entre a maioria da população estudada. Também se observou que o estado civil dos inquiridos era marginalmente significativo (p<.055). Isto implica que o estado civil dos inquiridos tem um efeito marginal significativo na utilização de medicamentos à base de plantas.

4.4 Discussão dos resultados

A importância crescente da medicina à base de plantas em todo o mundo já não é contestada, o que, tal como confirmado por este estudo, se deve diretamente a uma série de factores, um dos quais é a perceção pública da eficácia terapêutica dos medicamentos à base de plantas - daí o tema do estudo. O presente estudo demonstrou que os medicamentos à base de plantas estão, em grande medida, disponíveis e acessíveis sob várias formas nas zonas administrativas municipais de Aboh Mbaise e Owerri do estado de Imo, de acordo com a afirmação da maioria dos participantes no estudo. Isto explica por que razão a OMS (2007) afirmou que a maioria das pessoas que vivem em África utiliza medicamentos à base de plantas para a gestão ou prevenção de doenças. Esta constatação corrobora ainda as afirmações anteriores de Nwachukwu et al (2010), que opinaram que, em muitas regiões do mundo onde os cuidados de saúde modernos não estão facilmente disponíveis, as pessoas continuam a confiar nos medicamentos tradicionais à base de plantas, que se baseiam nos recursos naturais e nos conhecimentos culturais disponíveis localmente.

O estudo também mostrou que há uma queda significativa no patrocínio da Medicina Tradicional Chinesa (MTC), o que se deve ao ressurgimento de médicos fitoterapeutas locais e a uma maior consciencialização de alguns remédios caseiros facilmente disponíveis, como a folha amarga, o dogo-yaro, a folha de cheiro, as raízes e as cascas de árvores locais nas áreas de estudo. Esta conclusão é corroborada por Oshikoya, Sebanjo e Njokanma (2009) quando observaram que os medicamentos à base de plantas obtidos localmente eram os mais frequentemente utilizados pelas mães para curar as cólicas dos seus bebés. Os idosos também foram identificados como a categoria populacional com o nível mais elevado de patrocínio de medicamentos à base de plantas nas áreas de estudo, o que é corroborado por Ekeze (2013), que descobriu, num estudo realizado em Awka, no estado de Anambra, sobre o papel dos medicamentos à base de plantas na prestação de cuidados de saúde, que os idosos utilizavam mais os medicamentos à base de plantas e visitavam os centros de medicamentos à base de plantas com mais frequência do que outras categorias etárias na comunidade.

O estudo constatou que a fitoterapia é percepcionada como "natural" na área de estudo; uma forma de cura que é desprovida de manipulações sintéticas. Um participante do FGD afirmou sucintamente: "Sempre que ouço falar de fitoterapia, o que me vem à cabeça é que a natureza chegou". A Pharmanews (2010) corrobora esta opinião quando afirma que as pessoas utilizam a fitoterapia nos Cuidados de Saúde Primários (CSP) porque a consideram mais natural, mais barata, mais segura e mais conveniente do que a medicina ortodoxa; acredita-se que é mais eficaz. No entanto, isto não está de acordo com as conclusões de Sumngern et al (2011), que concluíram que os idosos tailandeses consideram que a fitoterapia é uma forma económica de curar doenças. O estudo descobriu ainda que os medicamentos à base de plantas desempenham papéis importantes na saúde nas áreas de estudo, tais como papéis preventivos, curativos e complementares e/ou alternativos, o que decorre do facto de a maioria dos participantes no estudo acreditar que os medicamentos à base de plantas são naturais, pelo que não têm quaisquer efeitos secundários. Por conseguinte, a ênfase fenomenológica no significado e na forma como este molda a perceção da realidade social, sublinha a razão de ser desta descoberta. O conceito "natural" tipifica a perceção positiva dos medicamentos à base de plantas na área de estudo e a forma como isso impulsiona o grau de utilização ou patrocínio de que gozam.

Verificou-se que factores como os meios de comunicação social, a família, os amigos/colegas, as crenças culturais, o custo, a idade e o nível de educação são responsáveis pelo modo de perceção dos medicamentos à base de plantas nas LGAs municipais de Aboh Mbaise e Owerri. Este facto é corroborado por conclusões anteriores de Abubakar et al (2007) e Vickers e Zollman (2009), que afirmaram que as mães, os colegas, a rádio, a televisão, a comunidade, a sociedade e os curandeiros tradicionais eram fontes importantes de informação sobre fitoterapia. Além disso, descobriram que as pessoas disseram que utilizam a fitoterapia porque é a sua medicina tradicional. Esta conclusão é ainda apoiada por Oreagba et al (2011), quando observaram no seu estudo que, entre 388 residentes da zona urbana de Lagos que utilizam medicamentos à base de plantas, 45,2% foram influenciados por amigos, familiares e colegas para utilizar medicamentos à base de plantas. Isto mostra como os significados socialmente partilhados podem influenciar a perceção que a sociedade tem de um determinado fenómeno.

Este estudo mostra que os benefícios percebidos dos medicamentos à base de plantas superam de longe os riscos percebidos e são considerados muito seguros e terapeuticamente eficazes nas LGAs municipais de Aboh Mbaise e Owerri. Este facto é corroborado por Oreagba et al (2011) no seu estudo sobre a utilização de medicamentos à base de plantas entre os residentes urbanos de Lagos, na Nigéria, segundo o qual mais de metade dos utilizadores considerava os medicamentos à base de plantas seguros. A maioria dos inquiridos que eram utilizadores de medicamentos à base de plantas acredita que raramente ocorrem efeitos adversos com a sua utilização. Ogunkunle & Ashiru (2011) também apoiam este ponto de vista quando descobriram, no seu estudo em Ogbomosho; Estado de Oyo, que dos 161 inquiridos que eram utilizadores regulares de medicamentos à base de plantas, 90,7% nunca tinham experimentado qualquer forma de envenenamento, desconforto ou contraindicação. No entanto, Awodele et al (2012) discordam desta posição depois de terem examinado a altitude dos médicos relativamente à utilização de medicamentos à base de plantas em Lagos, na Nigéria. Uma elevada percentagem dos inquiridos (95%) estava ciente dos possíveis perigos associados à utilização de medicamentos à base de plantas. Esta afirmação representa os pontos de vista de alguns inquiridos do IDI e do FGD no estudo, uma vez que opinaram que os medicamentos à base de plantas são como todos os outros medicamentos, com efeitos secundários iguais ou superiores aos dos medicamentos ortodoxos. Isto explica a razão pela qual alguns dos participantes no estudo consideram que os medicamentos à base de plantas são arriscados e merecem uma regulamentação intensiva. Estes argumentos contrastantes são captados pelos princípios do Modelo de Crenças sobre a Saúde (MSC). O HBM sugere que a crença de uma pessoa na ameaça pessoal de uma doença ou enfermidade, juntamente com a crença de uma pessoa na eficácia do comportamento ou ação de saúde recomendados, prevê a probabilidade de a pessoa adotar um determinado comportamento de procura de saúde.

Este estudo mostrou que não existe uma relação significativa entre a filiação religiosa e a utilização de medicamentos à base de plantas, com um valor de p = 0,636. No entanto, verificou-se que o local de residência tem uma relação estatisticamente significativa com a consciencialização dos riscos associados aos medicamentos à base de plantas, com um nível de significância de p=.004. Além disso, verificou-se que o nível de escolaridade era estatisticamente significativo em relação à perceção dos inquiridos sobre os benefícios associados aos medicamentos à base de plantas nas zonas administrativas municipais de Aboh Mbaise e Owerri, com um nível de significância de p=0,000. O estudo também concluiu que a idade, o estado civil, a educação, o rendimento e o local de residência eram estatisticamente significativos (p.000, p.000, p.044, p.000 e p.033, respetivamente). Por conseguinte, são bons preditores da perceção dos benefícios dos medicamentos à base de plantas. Observou-se que o sexo dos inquiridos era marginalmente significativo (pc.063). Isto implica que o sexo dos inquiridos tem um efeito marginal significativo na perceção dos benefícios dos medicamentos à base de plantas. O estudo descobriu ainda que a educação e o rendimento eram estatisticamente significativos (pc.035 e pc.002, respetivamente) e são bons indicadores da utilização de medicamentos à base de plantas. Também se observou que o estado civil dos inquiridos era marginalmente significativo (pc.055). Isto significa que o estado civil dos inquiridos tem um efeito marginal significativo na utilização de medicamentos à base de plantas.

Neste estudo, observou-se que é importante que os medicamentos à base de plantas sejam regulamentados. A maioria dos participantes no estudo identificou a NAFDAC como a organização que deveria ser responsável por esta tarefa. No entanto, uma entrevista com um funcionário da NAFDAC revelou que a NAFDAC não é a única agência responsável pela regulamentação dos medicamentos à base de plantas no estado de Imo. A Organização de Normalização da Nigéria (SON) foi declarada como a organização estatutariamente responsável pela normalização de produtos no país, incluindo medicamentos (à base de plantas e ortodoxos). A NAFDAC desempenha principalmente um papel de execução ou implementação no processo regulamentar. O funcionário coloca a questão da seguinte forma;

> ... temos a Organização de Normalização da Nigéria (SON).
> São essas pessoas que efetivamente estabelecem as normas e
> nós (NAFDAC) aplicamos esses regulamentos... têm um
> papel a desempenhar. Portanto, se estas normas forem

estabelecidas, nós agora regulamentamos, asseguramos que
os produtores/profissionais de medicamentos à base de
plantas trabalham de acordo com essas normas (Mulher,
funcionária da NAFDAC)

Finalmente, este estudo mostrou, entre outros, os seguintes aspectos da regulamentação
que devem ser aplicados aos medicamentos à base de plantas: um folheto, tal como
acontece com a medicina ortodoxa, explicando como usar o produto e quaisquer efeitos
secundários prováveis deve ser inserido em todas as embalagens de medicamentos à
base de plantas, um carimbo ou selo de aprovação na embalagem para mostrar que o
produto tem a aprovação do regulador, uma verificação de que os ingredientes são
seguros antes de os produtos à base de plantas serem autorizados a ser vendidos e um
organismo central a quem qualquer pessoa possa comunicar quaisquer efeitos
secundários. Este ponto de vista é corroborado por Ibe (2004) quando opinou que o
governo deveria, com urgência, regular as actividades dos médicos especialistas em
plantas medicinais através da criação de um departamento diferente dentro do
ministério da saúde, que monitorizará e disciplinará qualquer um deles cuja prática ou
atividade seja inimiga da sua ética profissional.

CAPÍTULO 5

Resumo das constatações, conclusões e recomendações

5.1 Resumo da constatação

Este estudo examinou a perceção do público sobre os medicamentos à base de plantas em Aboh Mbaise e Owerri Municipal LGAs do Estado de Imo. Os dados obtidos no estudo revelam um elevado nível de disponibilidade e uma maior acessibilidade dos medicamentos à base de plantas no Estado de Imo. Isto também afectou significativamente a utilização de produtos à base de plantas para fins preventivos, curativos e complementares. O estudo revelou uma perceção geralmente positiva dos medicamentos à base de plantas, uma vez que muitas das pessoas consideram que os medicamentos à base de plantas são naturais e sem efeitos secundários, seguros de utilizar e muito benéficos para a população do Estado de Imo. A partir dos dados recolhidos, os meios de comunicação social, as crenças culturais, a idade, as habilitações literárias, a recomendação da família e dos amigos e o custo são pilares definidores da formação da perceção dos medicamentos à base de plantas. De acordo com o fenomenólogo, estas são as tipificações que geram significado; significados que ajudam os actores sociais a dar sentido à realidade ou aos fenómenos sociais.

Os resultados da análise indicaram que os benefícios dos medicamentos à base de plantas superam de longe os riscos, na medida em que os medicamentos à base de plantas são muito seguros para utilização porque são naturais. Assim, o Modelo de Crenças sobre a Saúde explica corretamente a razão desta propensão para recorrer a medicamentos à base de plantas face a condições de saúde ameaçadoras entre a população do Estado de Imo. Finalmente, o estudo mostrou que, apesar dos benefícios percebidos dos medicamentos à base de plantas no Estado de Imo, é importante que se apliquem regulamentos eficazes de modo a padronizá-los de acordo com as melhores práticas globais - daí a necessidade de colaboração inter-agências entre a NAFDAC e a SON para concretizar este feito no Estado de Imo.

5.2 Conclusão

Este estudo revelou que a medicina à base de plantas é considerada uma forma natural de medicina com poucos ou nenhuns efeitos secundários nocivos entre a população do Estado de Imo, na Nigéria. Isto gerou um elevado nível de patrocínio de preparações à base de plantas no Estado; verificou-se que factores como os meios de comunicação social, as crenças culturais, a idade e as habilitações literárias, a recomendação da família e dos amigos e o custo são responsáveis pelo modo de perceção da medicina à base de plantas prevalecente no Estado de Imo. A partir das conclusões do estudo, é evidente que os medicamentos à base de plantas desempenham um papel importante na vida dos membros da comunidade e merecem ser melhorados e devidamente regulamentados para satisfazer as necessidades de cuidados de saúde da população. A ênfase crescente na eficácia terapêutica dos medicamentos à base de plantas foi mais uma vez reiterada, o que contraria a opinião popular de que os medicamentos à base de plantas são preparações impuras e nocivas feitas por profissionais analfabetos e sem formação.

5.3 Recomendações

Com base nos resultados desta investigação, são feitas as seguintes recomendações para melhorar a perceção dos medicamentos à base de plantas e garantir que os medicamentos à base de plantas são melhor reposicionados para desempenharem o seu papel na prestação de cuidados de saúde de forma eficaz e eficiente;

i. Devem ser promulgadas legislações que permitam apoiar as actividades dos praticantes de fitoterapia, de modo a dar-lhes uma vantagem competitiva em relação aos medicamentos ortodoxos, como acontece na China, na Índia e até no Gana.

ii. O governo e as empresas devem aumentar o financiamento da investigação sobre medicamentos à base de plantas, uma vez que a Nigéria é dotada de uma flora e fauna ricas que podem ser exploradas e exploradas em benefício da saúde da população.

iii. Um currículo especialmente concebido sobre medicamentos à base de plantas deve ser incluído no currículo de estudo dos alunos de Medicina e Farmácia em todas as instituições terciárias do país. Isto contribuirá muito para melhorar a perceção dos medicamentos à base de plantas no país, uma vez que muitos nigerianos que utilizam medicamentos à base de plantas ainda consultam médicos ortodoxos.

iv. Deve haver uma maior cobertura mediática dos medicamentos à base de plantas no Estado de Imo, o que ajudará a resolver a questão da informação incorrecta sobre os medicamentos à base de plantas no Estado de Imo.

v. A Medicina Complementar e Alternativa (CAM) deve ser introduzida em todos os níveis de prestação de cuidados de saúde no Estado de Imo. Isto aumentará ainda mais a perceção e a subsequente utilização de medicamentos à base de plantas no Estado.

vi. Os profissionais de medicina herbal devem ser formados e reconvertidos para se manterem actualizados com as tendências contemporâneas no mundo da saúde e da epidemiologia.

vii. É necessário efetuar um controlo exaustivo dos ingredientes contidos numa preparação à base de plantas para garantir a sua segurança antes de o produto ser autorizado a ser vendido no mercado.

viii. Deveria ser criado um organismo central ao qual qualquer pessoa pudesse comunicar quaisquer efeitos secundários e que tivesse poderes para um controlo mais eficaz dos medicamentos à base de plantas.

Referências

Abubakar, M.S., Musa, A.M., Ahmed, A., & Hussaini, I.M. (2007) A perceção e a prática da medicina tradicional no tratamento de cancros pelas tribos Hausa e Fulani do Norte da Nigéria. *Journal of Ethno-pharmacology; 111 pp 625-629.*

Adebisi, L.A. (2008) *A farmácia da natureza no ambiente imediato do homem: Implicações para a prestação de cuidados de saúde primários.* Palestra da Faculdade 2007/2008, Faculdade de Agricultura e Silvicultura, Universidade de Ibadan, Nigéria.

Adefolaju, T. (2011).A dinâmica e a estrutura em mudança do sistema de cura tradicional na *Nigéria.International Journal of Health Research.* 4(2): 99-106

Adesina, I.O.A. (2011) *Functionalism; the ideas, prospects and problems* in *Perspectives in Sociology* I.O.A. Adelola (ed) Ado-Ekiti, Kaycee publishers.

Adesina, S. K. (2007). Traditional Medical Care in Nigeria, http://www.onlinenigeria.com> (Recuperado em 12 de janeiro de 2012)

Adisa, R. & Fakaye, T. (2007) Assessment of the knowledge of community pharmacist regarding common phyto-pharmaceuticals sold in Southwestern Nigeria (Avaliação dos conhecimentos dos farmacêuticos comunitários relativamente aos fitofármacos comuns vendidos no sudoeste da Nigéria). *Revista Tropical de Investigação Farmacêutica Vol* 5(2) pp 619-625

Ajero, C.M.U. & Mbagwu, F. (2005), *Advances in Biotechnology; Biological weapons and phytomedicines.* Owerri megasoft publishers.

Akinleye, O.B. (2008) *"Plants and their products: Riqueza natural para uma melhor prestação de cuidados de saúde económicos e primários na Nigéria. "*Prof. E.K. Obiakor Lecture Series. The Federal Polytechnic, Ado-Ekiti. 7 de agosto de 2008.

Alaribe, S.I (2008), A Survey of Importance and Problems of Traditional Healthcare Medicine; A case study of Ezinitte Mbaise LGA Imo State. Projeto B.Sc. não publicado. A.I.F.C.E. Owerri, Estado de Imo.

Awodele, O. Agbaje, E.O. Abiola, O.O. Awodele, O.T. & Dolapo, D.C. (2012) Atitude dos médicos relativamente à utilização de medicamentos à base de plantas em Lagos, Nigéria. *Jornal de Medicina Herbal.* Vol. 2 (1) pp 1-28. ISBN: 2950-8033

Bodeker, G. & Kronenberg, F. (2007) A Public Health Agenda for Complementary, Alternative and Traditional Medicine. *Jornal Americano de Saúde Pública. 2 (10): 1582-1591*

Champion V.L. & Skinner, C.S. (2008) *"O Modelo de Crenças em Saúde".* In: Glanz K, Rimer BK, Viswanath K, eds. *Health Behavior and Health Education. Theory, Research, and Practice.* 4ª ed., São Francisco, CA. São Francisco, CA: John Wiley and Sons, Inc.; 2008: 45-65.

Cohen, M. Bodeker, G. (2008) *Understanding the Global Spa Industry; Spa Management.* Eds. Butterworth- Heinemann

Coser, L.A. (1956) *Masters of Sociological thoughts.* 2nd Edn. Harcourt Brace Jovanovich. Nova Iorque

Cowley, A. (2002), Alternative Medicine; New integrative care. News Week, 2 de dezembro.

Croyle, R.T. (2005), Theory *at a glance; Application to health promotion and health behaviour.* Heinmann Publishers. Londres

Dahrendorf, R. (1959) *Class and class conflict in an Industrial Society.* Routledge & Kegan Paul. Londres

Dime, C.A. (2005) *African Traditional Medicine; Peculiarities (Medicina Tradicional Africana;*

Peculiaridades). Ekpoma, Edo State University Press

Egbue, N.G. & Edokobi, A.C. (2002) *Introduction to Sociology.* (Eds.). Oktek Publishers. Enugu, Nigéria

Ekeanyanwu, C.R. (2011) Traditional Medicine in Nigeria: Estado atual e o futuro. *Revista de Investigação em Farmacologia. 5(6): 90-94.*

Ekeze, N.C. (2013) Perceção pública sobre o papel da medicina herbal na prestação de cuidados de saúde em Awka South LGA do Estado de Anambra: Um projeto B.Sc. não publicado. Universidade Nnamdi Azikiwe, Awka

Elujoba, A.A, Odeleye, O, Ogunyemi, C.M. (2005), Traditional Medicine Development for Medical and Dental Primary Healthcare Delivery System in Aftica. *Afr. J. Trad. CAM,* 2: 46-61.

Emeronye, K.R. (2007), Plantas Medicinais; uma alternativa na prestação de cuidados de saúde. Uma tese de fim de curso no Politécnico de Estado de Imo Umuagwo, Estado de Imo, Nigéria

Erinosho,O.A.(1998) *Health Sociology,* Ibadan, Sam Bookman Educational Communication Services.

Erinosho,O.A.(2006) *Health Sociology,* Revised Ed. Ibadan, Sam Bookman Educational Communication Services.

Evans, M. (2004) *A guide to Herbal Medicines .'.*Orient Paper Backs.

Fransworth N.R. (2006) *Screening Plants for new medicines* in Wilson E.O. (Ed) *Bioderversity.* National Academy Press, Washington DC, pp 83-97.

Gbile, Z.O, & Adesina, S.K. (1986) Nigerian Flora and its pharmaceutical potentials. *Journal of Ethno-pharmacology (19): 1-6*

Gluckman, M. (1956) *Customs and Conflict in Africa.* Nova Iorque: Free Press

Gupta, L.M. &Raina, R. (2008) Efeitos secundários de algumas plantas medicinais. *Ciência Atual (75) 897-900*

Haralambos, M. Holborn, M. (2007) *Sociology; Themes and Perspectives 7ᵗʰ* Ed. Londres Collins Educational

Ibe, H.N. (2007) Potent *Indigenous Herbs,; Um guia prático para cinquenta ervas medicinais indígenas no ambiente da Nigéria:* Owerri carrier Publishers, Imo State, Nigéria.

Iwu, M.M. (1994) *African Medicinal Plants in the Search for New Drugs Based on Ethno botanical leads.* Ethno-botany and Search for New Drugs. Wiley, Chichester, pp 116- 129

Jegede, A.S. (2002) The Yoruba Cultural Construction of Health and Illness. *Jornal* Nórdico *de Estudos Africanos. 11(3): 322-335*

Kafaru, E. (1994) Immense help for Nature's workshop; Elikaf Health Services Ltd, Lagos

Kamboj, V.P. (2000) Herbal Medicine. *Ciência atual.* (78): 35-39.

Kaplan, T.E. Eric, B. (2004) The Usefulness of Pre-Operative Laboratory Screening (A utilidade do rastreio laboratorial pré-operatório). *Jornal da Associação Médica Americana.* Vol. 253, No. 24

Kleimann, R.K. (2002) Herbal medicine heads for the mainstream. *The Lancet,* 353, 2222

Lindsey, C. (2001) Women and War. *International Committee of the Red Cross.* www.icrc.org © ICRC, outubro de 2001

Little, K. (2004) The Mende in Sierra-Leone in Africa Worlds; London. O.U.P. pp 127-128

Moody, J.O. (2007) Rational Utilization of Nigerian Medicinal Plant (Utilização racional de plantas medicinais nigerianas); *The Nigerian Field,* 64 (3-4) p 174

Comissão Nacional da População (2009). *Diário Oficial da República Federal da Nigéria sobre os resultados do Censo Populacional de 2006:* Issued 2ⁿᵈ February, 2009, No. 2, Vol. 96.

Nnonyelu, Au.N. (2009) *Sociological Insight.* Livros Spectrum: Ibadan

Nwachukwu C. U. Umeh C. N. Kalu I. G. Okere Slyvester e Nwoko Magnus C (2010) Identificação e usos tradicionais de algumas plantas medicinais comuns em Ezinihitte Mbaise L.G.A., do Estado de Imo, Nigéria. *Revista* Científica *de Ciências Ambientais* (2010) 1(2) 21-29

Nworgu, B.G. (1991). Investigação educacional: Questões básicas e metodologia. Ibadan: Wisdom Publisher Ltd.

Ogunkunle, A.T.J & Ashiru, S.B (2011) Experiência e Percepções dos Residentes de Ogbomoso Land Nigéria sobre a Segurança e Eficácia dos Medicamentos à Base de Plantas. *Journal of Herbal Practice and Technology (1): 22-28.*

Ohuabunwa, S. I. (1998). Produtos Medicinais à Base de Plantas Modernos. Em *Actas do 1º Workshop Internacional sobre Produtos Medicinais à Base de Plantas, novembro* (pp. 22-24).

Okoli, R.I, Aigbe, O. Ohaju-Obodo, J.O, Mensah, J.K. (2007) Ervas medicinais usadas para tratar algumas doenças comuns entre o povo Esan do Estado de Edo, *Nigéria. Jornal de Nutrição do Paquistão 6(5): 490-496.*

Okonkwo, W.S. (2002), *Nigeria Ethnomedicine.* Imprensa da Universidade de Ibadan

Oreagba, LA. Oshikoya, K.A. Amachree, M. (2011) Herbal Medicine Use among urban residents in Lagos, Nigeria. *BMC Complementary and Alternative Medicine. httpJ/wwyvbipmedmaL com/fJTJBSSJH 1/J 17*

Osborne, 0. (2007) Sistema de Saúde em África Pós-colonial. Microsoft Student DVD 2007.

Osemene, K.P. Elujoba, A.A. & Hori, M.O. (2011) Uma visão geral da investigação e desenvolvimento de medicamentos à base de plantas na Nigéria. *Jornal de Investigação de Ciências Médicas, 5: 228-232.*

Oshikoya, K.A. Sebanjo, I.O. & Njokanma, O.F. (2009) Self-medication for infants with colic in Lagos, Nigeria *BMC Pediatrics* 2009, 9:9 doi: 10.1186/1471-2431-9-9 A versão eletrónica deste artigo é a completa e pode ser encontrada online em: http://www.biomedcentral.com/1471-2431/9/9

Overgaard, S. & Zahavi, D. (2008). Como Analisar a Experiência Imediata. *Metaphilosophy, 39(3),* 282-304.

Owumi, B.E, & Jerome, P.A. (2008) *Traditional Medicine and National Healthcare reforms in Nigeria: Which way?* Actas da Conferência Nacional sobre Dimensões Sociais das Reformas e do Desenvolvimento, NASA, Sokoto, 20-22 de agosto, pp. 49-160.

Owumi, B.E. (1993) *O lugar da medicina tradicional nos cuidados de saúde primários na Nigéria:* The state of the Art. (Eds). Ibadan. Universidade de Ibadan.

Pharma-news (2010) A medicina tradicional chinesa patenteada passa pela primeira vez nos ensaios clínicos cruciais da FDA dos EUA. Xinhua. 7 de agosto de 2010. Disponível em: www.news.xinhuanet.com/english2010/ china/ 201008/07/c 13434173.htm. Acedido em 12 de agosto de 2013

Ritzer, G. (1996) *Sociological Theory* 7th Edn: McGraw-Hill Company

Schutz, R. E" (1962). O CONDICIONAMENTO DE RESPOSTAS TEXTUAIS USANDO REFORÇADORES "EXTRÍNSECOS" 1. *Journal of the Experimental Analysis of Behavior,* 5(1), 33-40.Sofowora, A. (1993) *Medicinal Plants and Traditional Medicine in Africa,* 2nd ed. Spectrum Books Ltd. Ibadan, p52

Sowa, F. (2002) Globalisation and Cultural Conflicts: Concepts of Nature in Greenland, Japan and Europe (Conceitos de Natureza na Gronelândia, Japão e Europa). *Instituto do Emprego, do Desemprego e da Inclusão Social*

Sumngem C, Azeredo Z, Subgranon R, Matos E, & Kijjoa A (2011) A perceção dos benefícios do consumo de ervas medicinais entre os idosos tailandeses. *Journal Of Nutrition Health & Aging. 2011 Jan; 15 (1): 59-63*

Twumasi, P.A. (2007), Social Foundation of the Inter-play between Tradition and Modern Systems.

Accra, Ghana: University Press

Tyler, V.E. (1999) Phytomedicines: Back to the Future. J. Nat. Prod. 62: 1589-1592

U.K-Skeptics (2004) An overview of herbology: A utilização de ervas como medicamento. http://www.ukskeptics.com/articles.php?dir=articles&article=herbal medicine.php, acedido em 22 de junho de 2011.

Umeobi, G.I. (2003), Identificação de algumas plantas medicinais em Aguata LGA do Estado de Anambra, Nigéria. Projeto B.Sc. não publicado. A.I.F.C.E. Owerri. Estado de Imo.

UNAIDS/OMS (2008), Epidemiological fact sheet on HIV/AIDS. Core data on epidemiology and response, Nepal, Organização Mundial de Saúde, Genebra; pp 4 - 20

Vickers, A & Zollman, C. (2009) *ABC of complementary Medicine: herbal medicine.* BMJ, 308, 1162

OMS (2001) Promoting the Role of Traditional Medicine in Health Systems: Uma estratégia para a Região Africana Escritório Regional da OMS para África

OMS (2003) Promoting the Role of Traditional Medicine in Health Systems: Uma análise da estratégia para a Região Africana Gabinete Regional da OMS para África

OMS, (2007), Promoting the role of Traditional Medicine in Health system; A strategy for the African Religion. Escritório Regional da OMS para África

OMS, (2008), Promoting the role of Traditional Medicine in Health system; A strategy for the African Religion. Escritório Regional da OMS para África

OMS (2011) Legal status of Traditional Medicine and Complementary/Alternative Medicine: Uma revisão mundial who.int/medicinedocs/en/jh2943e/43

Sítios Web

(http://www.imostategov.ng/imogovernment/imolocalgovernment.php?idx=aboh mbaise lga imp state).

(http://www.imostate.gov.ng/imo-government/imo-local governments. php? idx=owerri_municipal_lga_imo_state#sthash. htOqK YNL. dpuf)

Appendix I: Carta de apresentação

Departamento de Sociologia/Antropologia
Universidade Nnamdi Azikiwe, Awka
Estado de Anambra

Caro inquirido,

Sou um estudante de mestrado no departamento acima mencionado. Estou a realizar uma investigação sobre **"Perceção pública da medicina à base de plantas no Estado de Imo, Nigéria".** O estudo é puramente para fins académicos. Foi selecionado como um dos inquiridos para este estudo e as suas respostas honestas às perguntas ajudarão, em grande medida, a garantir dados de elevada qualidade.

Agradeceria muito a sua participação neste estudo através das suas respostas sinceras às minhas perguntas. Todas as informações fornecidas serão mantidas estritamente confidenciais.

Agradecemos desde já a vossa colaboração.

Com os melhores cumprimentos,

Ejimofor Raphael, OPARA

PG/M.Sc./2012156017F

Por favor, responda a todas as perguntas.

Indique a resposta que melhor se aplica, preenchendo o espaço ou assinalando a caixa adequada.

Section I: Socio-cultural and demographic characteristics			
S/N	**Question**	**Response(s)**	**Comment**
1	What is your sex?	1. Male ☐ 2. Female ☐	
2	What is your age?	1.18-22 ☐ 2. 23-27 ☐ 3. 28-32 ☐ 4. 33-37 ☐ 5. 38-42 ☐ 6. 43-47 ☐ 7. 48-52 ☐ 8. 53-57 ☐ Other, (*Specify*):_________________ [88]	
3	What is your marital status?	1. Never married [ ] 2. Married/Living together [ ] 3. Married not living together [ ] 4. Separated [ ] 5. Divorced [ ] 6. Widowed [ ] Other, (*Specify*):_________________ [88]	
4	What is your educational attainment?	1. None [ ] 2. Completed primary [ ] 3. Completed secondary [ ] 4. Tertiary [ ] *Other, (Specify)*:_________________ [88]	
5	What is your occupation?	1. Professionals [ ] 2. Civil Service [ ] 3. Self employed	

S/N	Question	Response(s)	Comment
10		[ ] 4. Business/Trading [ ] 5. Apprentice [ ] 6. Artisan [ ] 7. Farming [ ] Other, (*Specify*):_______________ [88]	
6	What is your annual income?	1. ₦ 0 - ₦ 200,000 [ ] 2. ₦ 200,001 - ₦ 400,000 [ ] 3. ₦ 400,001 - ₦ 600,000 [ ] 4. ₦ 600,001 - ₦ 800,000 [ ] 5. ₦ 800,001 - ₦ 1,000,000 [ ] 6. ₦ 1,000,001 and above [ ]	
7	What is your religious affiliation?	1. Catholics [ ] 2. Protestants [ ] 3. Islam [ ] 4. African Traditional religion [ ] Other, (*Specify*):_______________ [9]	
8	What is your place of residence?	1.Urban [ ] 2.Rural [ ]	

Section II : Thematic Issues	

A : Availability of Herbal Medicine in Imo State

S/N	Question	Response(s)	Comment
9	Have you ever heard of the term Herbal Medicine?	1. Yes ☐ 2. No ☐ 3. Don't Know ☐	
10	If yes, which of these is used as herbal medicine in your community?	1. Bitter leaf [ ] 2. Dogo-yaro [ ]	

		3. Scent leaf [ ] 4. Unripe pawpaw [ ] 5. Roots & Barks of trees [ ] 6. Lemon grass [ ] 7. Traditional Chinese preparations [ ] Other, (Specify):____________________ [88]	
11	Are there herbal medical centres in your community?	1. Yes ☐ 2. No ☐ 3. Don't Know ☐	.
12	If yes, have you ever visited any of them?	1. Yes ☐ 2. No ☐ 3. Don't Know ☐	
13	In your own view, which of these population category visits herbal medical centres more often in your community?	1.The elderly [ ] 2.The youth [ ] 3.Children [ ] 4.Strangers [ ] Other, (Specify):____________________ [88]	*Specify*

B : Accessibility of Herbal Medicine in Imo State							

	When last did you personally use any of these?	Type of Herbal drug	Last month	1-6 months	6months to 1year	1&2years ago	2&5 years ago	Don't know	
14		a. Over-the-counter herbal medicine. Eg Tablet, caplet, liquid e.t.c.							
		b. Traditional Chinese Medicine e.g Ginsheng/Chinese tea							
		c. Herbal medicine products, ingredients and supplies by any other herbal practitioner							
		d. Home-made remedies							

15	When you are sick which of these is likely to be your first health option?	1.Roots & plants extracts [ ] 2.Consult a medical Doctor [ ] 3.Visit a Herbalist [ ] 4.Take Chinese herbal preparation [ ] 5.Visit a chemist shop [ ] Others ________________________ [88]	specify
16	When we say herbal medicines are accessible, what exactly does it mean to you?	1.Cheap [ ] 2.Poor quality [ ] 3.Low standard [ ] 4.Common in the society [ ] 5.Grossly Abused [ ] Others ________________________ [88]	.
17	Do you agree that herbal medicines are accessible in your community?	1. Strongly disagree [ ] 2. Disagree [ ] 3. Neutral [ ] 4. Agree [ ] 5. Strongly agree [ ]	

C : Perception of Herbal Medicine in Imo state		
18	Have you ever used herbal medicine?	1.Yes [ ] 2.No [ ] 3.Don't Know [ ]	
19	What words/phrase come to your mind when you hear "herbal medicine?"	1.Natural/Nature [ ] 2.Alternative medicine [ ] 3.Easily available [ ] 4.Have stood the test of time [ ] 5.Unsafe/Risky [ ] 6.Don't need to see a doctor [ ] 7.Expensive [ ] 8.Safe/Beneficial [ ] 9.Cheap [ ] Others________________________ [88]	Specify
20	In your view, do herbal medicines play important health role in your community?	1. Yes [ ] 2. No [ ] 3. Don't Know [ ]	
21	If yes, which of this best captures its role?	1. Preventive medicine [ ] 2. Curative medicine [ ] 3. Complementary medicine [ ] 4. Alternative medicine [ ] Others________________________ [88]	Specify

<table>
<tr><td colspan="3">D: Factors that Account for the Mode of Perception of Herbal Medicine</td><td></td></tr>
<tr>
<td>22</td>
<td>Below are possible sources of information about herbal medicine, which one have you personally used to obtain information about herbal medicine?

Tick all that apply</td>
<td>1.Family [ ]
2.Friends/colleagues/workmates [ ]
3.Community pharmacist/Chemists [ ]
4.Herbal Practitioner [ ]
5.Sales persons in a herbal store [ ]
6.Magazines/books/television/radio [ ]
7.Leaflets in a herbal medicine pack [ ]
8.Orthodox Doctors/ Nurses [ ]
9.Printed materials from ministry of heath [ ]
0.Regulatory Agencies [ ]
11. Don't Know [ ]
Other_________________________ [88]</td>
<td></td>
</tr>
<tr>
<td>23</td>
<td>Which two or three, if any, of the sources that you have used was most useful to you?

Reject answers not coded in 22 and prompt for alternative</td>
<td>1.Family [ ]
2.Friends/colleagues/workmates [ ]
3.Community pharmacist/Chemists [ ]
4.Herbal Practitioner [ ]
5.Sales persons in a herbal store [ ]
6.Magazines/books/television/radio [ ]
7.Leaflets in a herbal medicine pack [ ]
8.Orthodox Doctors/ Nurses [ ]
9.Printed materials from ministry of heath [ ]
0.Regulatory Agencies [ ]
11. Don't Know [ ]
Other_________________________ [88]</td>
<td>Specify</td>
</tr>
</table>

<table>
<tr><td colspan="3">E: Perceived Risks and Benefits Associated with Herbal Medicine</td><td></td></tr>
<tr>
<td>24</td>
<td>In your own view, do you think herbal medicines are risky?</td>
<td>1.Yes [ ]
2.No [ ]
3.Don't Know [ ]</td>
<td></td>
</tr>
<tr>
<td>25</td>
<td>Which of these statements, if any, most closely reflect your own opinion about herbal medicines?</td>
<td>1.The benefits of herbal medicine far outweigh the risks [ ]
2.The benefits of herbal medicine slightly outweigh the risks [ ]
3. The benefits and Risks of herbal medicine are about the same [ ]
4. The Risks of herbal medicine slightly outweigh the benefits [ ]
5. The Risks of herbal medicine far outweigh the benefits [ ]
6.There are no Risks of herbal medicine [ ]

Other_________________________ [88]</td>
<td>Specify</td>
</tr>
</table>

26	If a close friend or relative of yours was thinking of taking a herbal medicine for the first time, what risks or possible problems, if any, do you think they should be aware of? **Tick all that apply**	1.Some herbal medicines have side effects [ ] 2.Products may not be right for your condition [ ] 3.Herbal medicines my interact with orthodox medicine [ ] 4.The herbal medicine might not work [ ] 5.Lack of reliable information about products [ ] 6.Benefits of herbal medicines have been exaggerated [ ] 7.Should not trust herbal medicine practitioners/retailers [ ] 8.Risks from lack of regulation [ ] 9.No risks/problems [ ] Others_____________________________________ [88]	*Specify*
27	How safe or unsafe do you personally think herbal medicines are?	1.Very Safe [ ] 2.Fairly Safe [ ] 3.Not Very Safe [ ] 4.Not at all Safe [ ] 5.It depends [ ] 6.Don't Know [ ] Others_____________________________________ [88]	*Specify*
28	In your own view, do you think herbal medicines are beneficial?	1.Yes [ ] 2.No [ ] 3.Don't Know [ ]	

29	For each of these statements, to what extent do you agree or disagree with it?		Strongly Agree	Agree	Undecided	Disagree	Strongly Disagree	
		a. Herbal medicines are safe because they are natural.						
		b. When you visit your doctor there is no need to tell them you are taking a herbal drug						
		c. It is ok to use herbal medicine at the same time with orthodox medicine						

<table>
<tr><td colspan="3">F: How to Regulate and Improve Public Perception of Herbal Medicines</td><td></td></tr>
<tr><td>30</td><td>Do you think herbal medicines are regulated in your community?</td><td>1.Yes [ ]
2.No [ ]
3.Some are, Some are not [ ]
4.Don't Know [ ]</td><td></td></tr>
<tr><td>31</td><td>Which organization, if any, do you think regulates herbal medicine to make it safe for use in your community?</td><td>1.Ministry of Health [ ]
2.Nigeria Herbal Medical Association [ ]
3.Manufacturers of herbal medicine [ ]
4.NAFDAC [ ]
5.Don't Know [ ]

Others______________________ [88]</td><td>Specify</td></tr>
</table>

32	For each of these statements, to what extent do you agree or disagree with it?		Strongly Agree	Agree	Undecided	Disagree	Strongly Disagree	
		a. It is important that herbal medicines are regulated						
		b. Herbal medicines should be regulated to the same standard as orthodox medicine						
		c. There is no need for the regulation of herbal medicines, since they are natural and contain medicinal ingredients						

<table>
<tr><td>33</td><td>What aspects of regulation could be applied to</td><td>1.A check that the ingredients are safe before the product is allowed to be sold []
2.A check that the manufacturer has quality control to ensure the product contains what it says []</td><td>Specify</td></tr>
</table>

	improve herbal medicines? **Tick all that apply**	3.A leaflet *(as with orthodox medicine)* explaining how to use the product and any likely side effects [ ] 4.A stamp or approval seal on the packaging to show that the product have the regulator's approval [ ] 5.A central body to whom anyone can report any side effects [ ] 6.Don't Know [ ] Others_______________________________________	
34	Which of these, if any, do you think should be done to improve the status of herbal medicine in your community?	1.Enabling legislations to back the activities of herbal medicine practitioners [ ] 2.Increased funding for research into herbal medicine [ ] 3.Inclusion of herbal medicines into the curriculum of medical and pharmacy students [ ] 4.Enhanced media coverage of herbal medicines [ ] 5.Introduction of Complementary and Alternative Medical practice at all levels of healthcare delivery [ ] Others_________________________________ [88]	

APÊNDICE III

Guia para Discussão em Grupo de Foco (FGD) sobre a Perceção Pública da Medicina Herbácea
(Para os Grupos Masculino e Feminino)

1. Local de estudo: ____
2. Grupo FGD: ____
3. Data: ____

Preliminares

a. Introdução: Dar as boas-vindas aos participantes. Descreva o que é a discussão em grupo - uma discussão em grupo que permite discutir o tema entre si em vez de falar connosco.

b. Guia de discussão

Introdução e aquecimento

Explicação dos objectivos do exercício

Garantia de confidencialidade

Autorização para registar o debate

Discurso de abertura

Tópicos a serem discutidos/preocupados durante a sessão de DGF

Disponibilidade de medicamentos à base de plantas

i. Está familiarizado/conhece o conceito de fitoterapia?

INSISTA: Como é que ouviu falar deste conceito/termo? Utiliza-o? Existem centros de medicina herbal na sua comunidade? Com que frequência os utiliza ou visita?

ii. Que tipos de medicamentos à base de plantas estão disponíveis na sua comunidade?

PROVA: Medicamentos à base de plantas de venda livre, por exemplo, comprimidos, cápsulas, líquidos? Medicina tradicional chinesa, por exemplo, raízes de Ginsheng, chá chinês? Produtos ou ingredientes de medicamentos à base de plantas fornecidos por qualquer outro profissional de ervanária? Remédios caseiros, por exemplo, raízes, folhas, cascas de árvores, etc.

Acessibilidade dos medicamentos à base de plantas.

i Até que ponto os medicamentos à base de plantas são acessíveis para si?

PROBLEMA: Há médicos de medicina herbal à sua volta? Quanto tempo demora a ter acesso a instalações/centros de medicina herbal na sua comunidade?

ii Quando está doente, pensa na fitoterapia como uma opção de saúde?

PROVA: Porque é que pensa na fitoterapia como uma opção *(devido à sua acessibilidade?)*. Procura raízes e extractos de plantas no seu ambiente? Visita um ervanário ou vai a instalações de medicina herbal na sua comunidade?

Perceção da medicina herbal

i. Qual é a sua opinião/o que lhe vem à cabeça quando ouve a palavra "fitoterapia"?

PROBLEMA: Medicina natural? Opção de saúde barata? Medicina alternativa? Opção de saúde insegura/risco? Opção de saúde facilmente disponível? Opção de saúde cara?

ii. Na sua opinião, os medicamentos à base de plantas desempenham um papel importante na sua comunidade?

PROBLEMA: Que papel - medicina preventiva, medicina curativa, medicina alternativa?

Factores que explicam a perceção e a utilização da Fitoterapia

i. Que factores, na sua opinião, afectam a perceção e a utilização da medicina herbal?

PROVA: Custo do medicamento? Crença cultural? Família, amigos/colegas? Religião? Nível de educação? Idade?

Riscos e benefícios da medicina herbal

ii. Na sua opinião, existem riscos associados à utilização de medicamentos à base de plantas?

PROBLEMA: Os medicamentos à base de plantas são arriscados (ou não)? Há eventos específicos que possa contar para apoiar o facto de os medicamentos à base de plantas serem arriscados (pessoais ou outros)?

iii. Os medicamentos à base de plantas são benéficos?

INSISTA: Beneficiou pessoalmente ou conhece alguém (família, amigos/colegas) que tenha beneficiado da utilização de fitoterapia? Considera que os benefícios da fitoterapia superam os seus riscos?

iv. Aconselharia a um amigo ou familiar a utilização de medicamentos à base de plantas?

PROVA: Que conselhos específicos daria a esta pessoa? Que factores (riscos/benefícios) diria à pessoa para ter em atenção/estar ciente?

Formas de regular e melhorar os medicamentos à base de plantas

i. Na sua opinião, considera que é importante regulamentar a fitoterapia?

INSISTA: Como devem ser regulamentados? A mesma regulamentação dos medicamentos ortodoxos deve ser aplicada aos medicamentos à base de plantas? Quem deve regulamentar os medicamentos à base de plantas? Conhece algum organismo regulador da medicina à base de plantas?

ii. Na sua opinião, que regulamentação deveria ser adoptada para regular os medicamentos à base de plantas?

PROVA: Os ingredientes devem ser verificados e certificados como seguros antes de serem autorizados a ser embalados e vendidos? Um folheto (como na medicina ortodoxa) explicando como utilizar o produto e os eventuais efeitos secundários? Uma verificação de que os fabricantes têm um controlo de qualidade/

iii. Na sua opinião, o que pode ser feito para melhorar os medicamentos à base de plantas de modo a satisfazer as necessidades de saúde da população?

PROVA: Aumento do financiamento da investigação sobre medicamentos à base de plantas? Legislação que permita regulamentar a prática e a produção de medicamentos à base de plantas? Formação de profissionais de medicina à base de plantas? Inclusão da medicina à base de plantas no currículo dos estudantes de medicina ortodoxa? Maior publicidade nos meios de comunicação social sobre a medicina à base de plantas? Introdução da fitoterapia em todos os níveis de prestação de cuidados de saúde?

OBSERVAÇÕES FINAIS

Agradecer profundamente aos participantes pelo seu tempo e contribuições. Assegurar-lhes a máxima confidencialidade e anonimato.

APÊNDICE IV

Guia de Entrevista Aprofundada (IDI) sobre a Perceção Pública da Medicina à Base de Plantas para Praticantes de Medicina à Base de Plantas e Praticantes de Medicina Ortodoxa

SECÇÃO A: Caraterísticas demográficas dos participantes

    i.   Introdução (tema, modalidades de realização do IDI, etc.)

    ii.   Dados sócio-demográficos; (sexo, idade, estado civil, nível de escolaridade, profissão - cargo/área de especialização)

b. Guia de entrevista

Introdução e aquecimento

Explicação dos objectivos do exercício

Garantia de confidencialidade

Autorização para registar o debate

Discurso de abertura

3. Tópicos a serem discutidos/preocupados durante a sessão de IDI.

Disponibilidade de medicamentos à base de plantas

i. Está familiarizado/consciente do conceito de medicina herbal na sua comunidade?

INSISTA: Como é que ouviu falar do conceito/termo? Utiliza-o? Existem centros de medicina herbal na sua comunidade? Com que frequência os utiliza ou visita?

Iii.Que tipos de medicamentos à base de plantas estão disponíveis na sua comunidade?

PROBLEMA: Medicamentos à base de plantas de venda livre, por exemplo, comprimidos, cápsulas, líquidos? Medicamentos tradicionais chineses, por exemplo, raízes de Ginsheng, chá chinês? Produtos ou ingredientes de medicamentos à base de plantas fornecidos por qualquer outro profissional de ervanária? Remédios caseiros, por exemplo, raízes, folhas, cascas de árvores, etc.

Acessibilidade dos medicamentos à base de plantas

   i . Quão acessíveis são os medicamentos à base de plantas para as pessoas na sua comunidade?

INSISTA: Quanto tempo demora a ter acesso a instalações/centros de medicina herbal na sua comunidade?

   ii Quando está doente, pensa na fitoterapia como uma opção de saúde?

PROVA: Porque é que pensa na fitoterapia como uma opção (devido à sua acessibilidade). Procura raízes e extractos de plantas no seu ambiente? Visita um ervanário ou vai a instalações de medicina herbal na sua comunidade?

Perceção da medicina herbal

   i . Qual é a sua opinião/o que lhe vem à cabeça quando ouve a palavra "fitoterapia"?

PROVA: Medicina natural, opção de saúde barata, medicina alternativa, opção insegura/risco, opção de saúde facilmente disponível ou opção de saúde cara?

   ii Na sua opinião, os medicamentos à base de plantas desempenham um papel importante na sua comunidade?

PROBLEMA: Qual o papel da medicina preventiva, da medicina curativa e da medicina alternativa?

iii. *(Apenas para médicos ortodoxos)* prescreveria medicamentos à base de plantas ao seu doente?

INSISTA: Se sim, porquê? Se não, porquê?

Factores que explicam a perceção e a utilização da Fitoterapia

i. Na sua opinião, que factores afectam a perceção e a utilização de medicamentos à base de plantas?
PROVA: Custo do medicamento, Crença cultural, Família, colegas de trabalho, Religião, educação, Idade?
ii *(Apenas para os praticantes de plantas medicinais)* que desafios enfrentam os praticantes de plantas medicinais em Mbaise?
PROVA: Algum incidente ou acontecimento específico?
Riscos e benefícios da medicina herbal
i. Na sua opinião, existem riscos associados à utilização de medicamentos à base de plantas?
PROBLEMA: Os medicamentos à base de plantas são arriscados (ou não)? Há eventos específicos de que se possa lembrar para apoiar o facto de os medicamentos à base de plantas serem arriscados (pessoais ou outros)?
ii Os medicamentos à base de plantas são benéficos?
INSISTA: Beneficiou pessoalmente ou conhece alguém (família, amigos/colegas) que tenha beneficiado da utilização de medicamentos à base de plantas? Considera que os benefícios dos medicamentos à base de plantas são superiores aos riscos?
iii aconselharia um amigo ou familiar a utilizar medicamentos à base de plantas?
PROVA: Que conselhos específicos daria a esta pessoa? Que factores (riscos/benefícios) diria à pessoa para ter em atenção/estar ciente?
Formas de regular e melhorar os medicamentos à base de plantas
Na sua opinião, considera que é importante regulamentar os medicamentos à base de plantas?
PROBE: Inclusão do folheto do produto, formação dos HMPs, etc.

APÊNDICE V

In-Depth Interview (IDI) Guide on Public Perception of Herbal Medicine for Regulatory Agencies (Guia de Entrevista em Profundidade (IDI) sobre a Perceção Pública dos Medicamentos à Base de Plantas para Agências Reguladoras).
SECÇÃO A: Caraterísticas demográficas dos participantes
   iii.   Introdução (tema, modalidades de realização do IDI, etc.)
   iv.   Dados sócio-demográficos; (sexo, idade, estado civil, nível de escolaridade, profissão - cargo/área de especialização)
Introdução e aquecimento
Explicação dos objectivos do exercício
Garantia de confidencialidade
Autorização para registar o debate
Discurso de abertura
Tópicos a serem discutidos durante a sessão IDI
Disponibilidade de medicamentos à base de plantas.
i. Está familiarizado/conhece o conceito de fitoterapia na sua comunidade?
INSISTA: Como é que ouviu falar do conceito/termo? Utiliza-o? Existem centros de medicina herbal na sua comunidade? Com que frequência os utiliza ou visita?
iii. Que tipos de medicamentos à base de plantas estão disponíveis na sua comunidade?
PROBLEMA: Medicamentos à base de plantas de venda livre, por exemplo, comprimidos, cápsulas, líquidos? Medicamentos tradicionais chineses, por exemplo, raízes de Ginsheng, chá chinês? Produtos ou ingredientes de medicamentos à base de plantas fornecidos por qualquer outro profissional de ervanária? Remédios caseiros, por exemplo, raízes, folhas, cascas de árvores, etc.
Acessibilidade dos medicamentos à base de plantas

i . Quão acessíveis são os medicamentos à base de plantas para as pessoas na sua comunidade?

INSISTA: Quanto tempo demora a ter acesso a instalações/centros de medicina herbal na sua comunidade?

ii Quando está doente, pensa na fitoterapia como uma opção de saúde?

PROVA: Porque é que pensa na fitoterapia como uma opção (devido à sua acessibilidade). Procura raízes e extractos de plantas no seu ambiente? Visita um ervanário ou vai a instalações de medicina herbal na sua comunidade?

Perceção da medicina herbal

i . Na sua opinião, o que é que lhe vem à cabeça quando ouve a palavra "fitoterapia"?

PROBLEMA: Medicina natural? Opção de saúde barata? Medicina alternativa? Opção insegura/risco? Opção de saúde facilmente disponível? Opção de saúde cara?

ii Na sua opinião, os medicamentos à base de plantas desempenham um papel importante na sua comunidade?

PROBLEMA: Qual o papel da medicina preventiva, da medicina curativa e da medicina alternativa?

iii receitaria medicamentos à base de plantas ao seu doente?

INSISTA: Se sim, porquê? Se não, porquê?

Factores que explicam a perceção e a utilização da Fitoterapia

1. Que factores, na sua opinião, afectam a perceção e a utilização de medicamentos à base de plantas?

PROVA: Custo do medicamento, Crença cultural, Família, época/colegas? Religião, educação, idade?

ii que desafios enfrentam os praticantes de plantas medicinais em Mbaise?

PROVA: Algum incidente ou acontecimento específico?

Riscos e benefícios da medicina herbal

i. Na sua opinião, existem riscos associados à utilização de medicamentos à base de plantas?

PROBLEMA: Os medicamentos à base de plantas são arriscados (ou não)? Há eventos específicos de que se possa lembrar para apoiar o facto de os medicamentos à base de plantas serem arriscados (pessoais ou outros)?

ii Os medicamentos à base de plantas são benéficos?

INSISTA: Beneficiou pessoalmente ou conhece alguém (família, amigos/colegas) que tenha beneficiado da utilização de medicamentos à base de plantas? Considera que os benefícios dos medicamentos à base de plantas são superiores aos riscos?

iii aconselharia um amigo ou familiar a utilizar medicamentos à base de plantas?

PROVA: Que conselhos específicos daria a esta pessoa? Que factores (riscos/benefícios) diria à pessoa para ter em atenção/estar ciente?

Formas de regular e melhorar os medicamentos à base de plantas

Na sua opinião, considera que é importante regulamentar os medicamentos à base de plantas?

PROBE: Inclusão do folheto do produto, formação dos HMPs, etc.

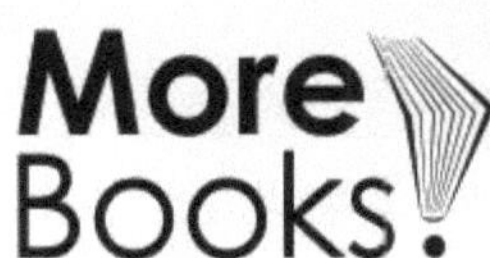

More
Books!

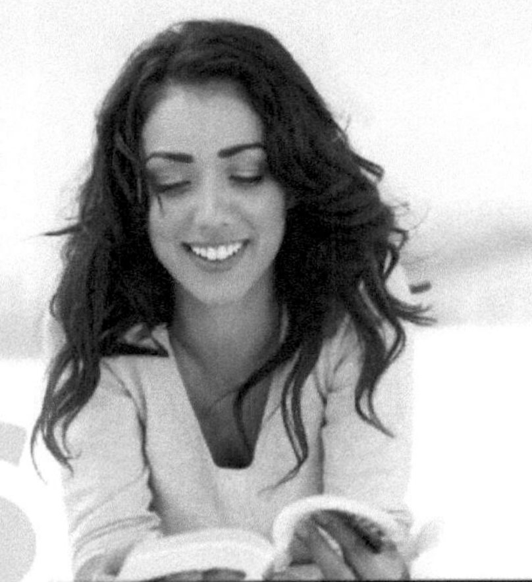

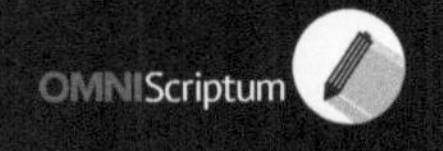

info@omniscriptum.com
www.omniscriptum.com
OMNIScriptum